ちょっと具合の
よくないときの
ごはん

からだと心がととのう
がんばらないセルフケア

倉嶋里菜

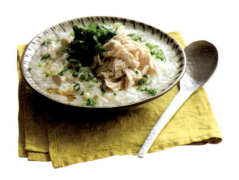

はじめに

こんにちは、料理研究家の倉嶋里菜と申します。
今日のごはんのヒントになったり、「これならできそう！」とやる気が出るような、"かんたんでおいしくて栄養たっぷり"をテーマに、日々レシピを考え料理を作っています。
唐突ですが、食べることは生きること！ 私たちの体は食べたものから作られるため、食べることは生命維持に欠かせません。いつだって明日はやってくるし、どんなことがあってもおなかはすくのです。それってまさに、生きてる証拠！
忙しい毎日、自分や家族のためにごはんを作り続けることは、とてもすごいことだと思います。「今日は何作ろう？」── 誰かに料理を作るときは、食べる人のことを思って健康を考えますよね。ついつい自分のことは後回しにしがちですが、自分の体調にも目を向けてあげたいところ。
日ごろのストレスからか、だるくてやる気が家出中…、なんだか食欲がわかないなぁ…、ちょっと便秘気味かも…、今週は生理でしんどい…、おぉっと、風邪のひきはじめかもしれないぞ！…etc. 病院に行くほどではないけれど、なんだか体調がよくない…なんて日もあると思います。そんなとき、元気になるものを食べたくても、何を作ったらいいかわからない…ということもあるかもしれません。

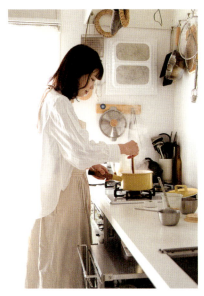
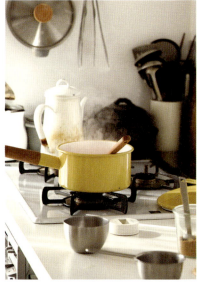

この本には、そんなふうにちょっと具合のよくないときに、心身の不調をととのえるためのレシピをお悩み別に集めました。もちろん、ごく普通の食材を使って、ささっとかんたんにできるものばかり。元気がないときにこそ、ぜひ作って食べてほしい、必要な栄養がしっかりとれるとっておきのレシピです。また、各章のはじめには、それぞれの症状に効く栄養素などの解説や、おすすめの食材も紹介していますので、収録したレシピ以外にも、料理の参考にしてみてくださいね。

からだはとても素直で、ちょっと体調がくずれると食欲も低下しがちです。食べられるものを、食べられるときに、少しずつ。あせらなくても大丈夫！ 無理せずできることから試してみてください。食べておいしいと感じられれば、きっと回復に向かっているはず！ 食欲は健康のバロメーターでもあるので、「おなかがすいた」「ごはんが楽しみ」「ごはんがおいしい」「食べるのが楽しい」そう思えてきたら、からだも心もととのっている証です。

みなさんが毎日を元気に過ごすことができて、いっそう健康になれるようなレシピと出会えますように。この本が少しでも役立つことを願っています。

倉嶋里菜

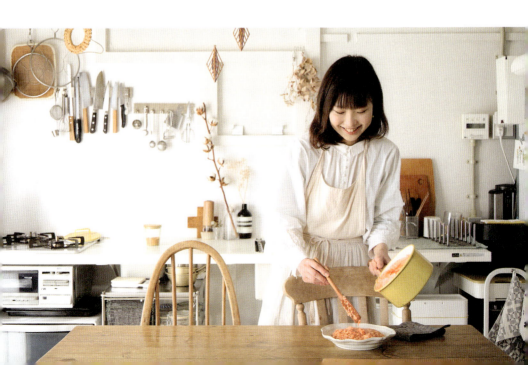

CONTENTS

chapter 1

風邪をひいたとき

からだを温めて消化にいいものを
10 すき煮うどん
12 ささみの中華がゆ
13 だしじゅわふわふわたま蒸し

何も食べられないときに
14 ポテトポタージュ
15 みかんゼリー／
　　ホットはちみつレモン

完全回復に向けて体力をつける
16 白菜と豚肉のうま煮
18 にら玉豆腐の中華スープ
19 くたくたブロッコリーとじゃがいものサラダ
20 スタミナ豚汁
21 とろとろ白菜のベーコンポテトチャウダー

chapter 2

おなかの調子が
よくないとき

便秘のおなかのはりを解消
26 ひじきと切り干し大根の腸活サラダ
28 ごぼうとこんにゃくの甘辛煮
29 さつまいものきな粉ヨーグルト
30 アボカド納豆の白だし和え
31 きのこのきんぴらマリネ

くだしたおなかをととのえる
32 かぼちゃのとろとろそぼろ煮
34 ふんわりかきたまうどん
35 かにかまあんかけ豆腐
36 はちみつ紅茶
37 りんごとバナナのカラメルソテー

chapter 3

なんだか食欲が
わかないとき

胃のもたれやムカムカに

42 トマたまおかゆ
44 くたくたキャベツと鶏団子の
　　うま塩スープ
45 たらのみぞれ煮
46 とろろ汁
47 和風ミルクがゆ

香りや酸味で食欲アップ

48 鮭のスパイシーチーズ蒸し
50 鶏むね大葉の塩レモンチキン
51 ささみの梅しそ餃子
52 薄切り豚の
　　はちみつレモンチャーシュー
53 カレー味玉
54 セロリとアボカドのワカモレサラダ
55 梅オクラのっけ冷奴

chapter 4

だるくて
やる気が出ないとき

たまった疲れをとる

60 鶏マヨブロッコリー
62 ねぎ塩豚カルビ
63 ピリ辛にらだれ豚しゃぶ
64 かつおのにんにくしょうゆステーキ
65 うなたまおにぎり

リラックス・気分転換に

66 かんたんチリコンカン
68 鮭のカリカリチーズフライ
69 ツナマヨビーンズサラダ
70 紅茶とナッツのごろごろグラノーラ
71 レンジで作る蒸しパン
　　紅茶／チョコバナナ

chapter 5

ストレスを解消して
ゆっくり休みたいとき

なんとかしたいイライラに

76 ピーマンの納豆チーズ焼き
78 ハッシュドチーズブロッコリー
79 セロリの即席塩昆布漬け／
　　小魚とくるみの佃煮

寝つきよくぐっすり眠るために

80 レンジで作るリッチココア
82 ホットシナモンミルク
83 わかめとほうれん草の即席みそ汁／
　　えびとしめじの中華スープ

chapter 6

むくみや冷えを
感じるとき

気になるむくみに

86 かんたん焼きさば棒寿司
88 ほうれん草としめじのふわたま炒め
89 かぼちゃサラダ／
　　のり塩バターの長芋スティック

からだの冷えをとる

90 ザクザクソースのアボカドよだれ鶏
92 いわしの蒲焼き
93 れんこんとツナの
　　クリーミーマスタード和え／
　　かぼちゃと豚バラのごまみそだれ

chapter 7

目の疲れや
首・肩のこりをとりたいとき

目の健康を保つために
98　うなぎと小松菜の中華炒め
100　さばソテーガリトマソース
101　鮭のホイル焼き
102　ブルーベリーレアチーズケーキ

首や肩のこりをやわらげる
104　かんたん酢豚風
105　ごま漬けまぐろ
106　パイナップルのクリームチーズ和え
107　にらわかめナムル／
　　　納豆とクリームチーズのごまおかか和え

chapter 8

生理や貧血で
つらいとき

生理にまつわる不調に
110　キウイとカマンベールの
　　　ハニーナッツサラダ
112　さつまいもデリサラダ
113　スイートポテトソテー
114　ホットソイきな粉ミルク／
　　　チョコプリン
115　さばとひじきのサラダ
116　アボカドサーモンナムルののり巻き
118　レモンバターソースの
　　　サイコロステーキ

貧血気味に感じたら
119　ひじきとほうれん草の白和え／
　　　ひじきとブロッコリーのペペロンサラダ
120　甘辛ハマるレバにら炒め
122　牛肉と玉ねぎの甘辛炒め
123　ソイクラムチャウダー

column 1
22　ととのいワンプレート
　　花粉症やアレルギーで
　　つらいとき

column 2
38　忙しいときのお助けレシピ
　　お湯をそそげばすぐできる！
　　自家製即席スープ

column 3
56　忙しいときのお助けレシピ
　　冷凍して貯食できる！
　　ごちそうおにぎり①

column 4
72　おいしくてヘルシー
　　からだにやさしい食材で作る
　　罪悪感ゼロスイーツ

column 5
94　ととのいワンプレート
　　お肌や髪の荒れが
　　気になるとき

column 6
124　忙しいときのお助けレシピ
　　冷凍して貯食できる！
　　ごちそうおにぎり②

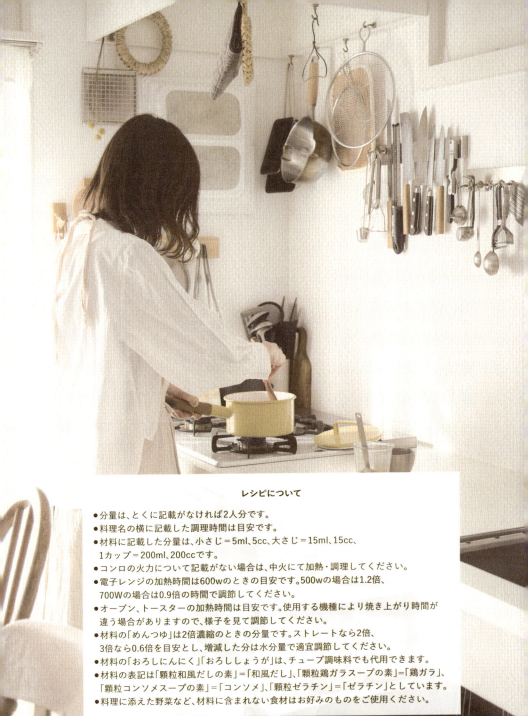

レシピについて

- 分量は、とくに記載がなければ2人分です。
- 料理名の横に記載した調理時間は目安です。
- 材料に記載した分量は、小さじ＝5ml、5cc、大さじ＝15ml、15cc、1カップ＝200ml、200ccです。
- コンロの火力について記載がない場合は、中火にて加熱・調理してください。
- 電子レンジの加熱時間は600wのときの目安です。500Wの場合は1.2倍、700Wの場合は0.9倍の時間で調節してください。
- オーブン、トースターの加熱時間は目安です。使用する機種により焼き上がり時間が違う場合がありますので、様子を見て調節してください。
- 材料の「めんつゆ」は2倍濃縮のときの分量です。ストレートなら2倍、3倍なら0.6倍を目安とし、増減した分は水分量で適宜調節してください。
- 材料の「おろしにんにく」「おろししょうが」は、チューブ調味料でも代用できます。
- 材料の表記は「顆粒和風だしの素」＝「和風だし」、「顆粒鶏ガラスープの素」＝「鶏ガラ」、「顆粒コンソメスープの素」＝「コンソメ」、「顆粒ゼラチン」＝「ゼラチン」としています。
- 料理に添えた野菜など、材料に含まれない食材はお好みのものをご使用ください。

chapter *1*

風邪を
ひいたとき

◆ からだを温めて消化にいいものを
◆ 何も食べられないときに
◆ 完全回復に向けて体力をつける

風邪の症状が悪化しないうちに早く治すには、十分な体力と抵抗力をつけ、低下した免疫機能を高めることが大切です。まずは、エネルギー源となる炭水化物（糖質）をできるだけしっかりととること。また、免疫細胞の材料となるたんぱく質や、たんぱく質の代謝を助けるビタミンB1、B2、免疫力を高めるビタミンCの補給も積極的に。これらを普段から心がけていれば、風邪の予防にもつながります。発熱などで食欲がないときは、弱った胃腸にもやさしく体が温まるように少量でも栄養がとれる食事を。のどの痛みやせき、鼻づまりには、粘膜の健康を保つβカロテンを多く含む緑黄色野菜がおすすめです。

風邪をひいたときにおすすめの食材

体を温める

血行を促進させ、体を温める食材。
にんにくは殺菌作用や免疫力を高める効果も

長ねぎ　しょうが　にんにく　にら　…etc.

ビタミンC、βカロテンが豊富

じゃがいもには炭水化物も多く、
みかんやレモンには体力を回復させるクエン酸もたっぷり

〈 ビタミンC 〉

白菜　じゃがいも　ブロッコリー　みかん　レモン　…etc.

〈 βカロテン 〉

にんじん　ほうれん草　にら　…etc.

ビタミンB群がとれる

豚肉にはビタミンB1・B2が豊富。
低脂質で胃腸にもやさしいささみや、
卵からもビタミンB2がとれます

豚肉　ささみ　卵　…etc.

胃腸にやさしい

大根はでんぷんや脂肪を分解する酵素で
消化を助けます。
卵や豆腐、はんぺんにはたんぱく質も豊富です

大根　うどん　卵　豆腐　はんぺん　…etc.

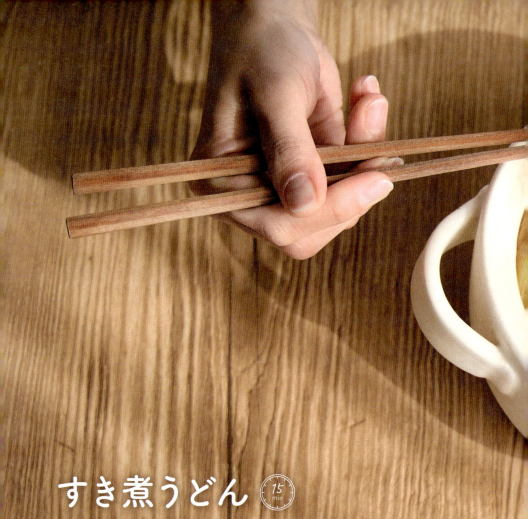

すき煮うどん

⏱ 15 min

材料 [1人分]

ゆでうどん…1玉
白菜…50g
長ねぎ…1/2本
焼き豆腐…100g
しいたけ…3個
卵…1個

A │ 砂糖、みりん、酒、しょうゆ…各大さじ2
　　和風だし…小さじ1/2
　　水…300ml

作り方

1　白菜は食べやすい大きさにざく切り、長ねぎは斜め切り、焼き豆腐は一口大に切る。しいたけはカサに切り込みを入れる。

2　土鍋に〈A〉、うどん、〈1〉の材料を入れ中火にかける。

3　沸騰したら、ふたをして8分ほど煮込む。卵を割り入れ、お好みのかたさになるまで火を通す。

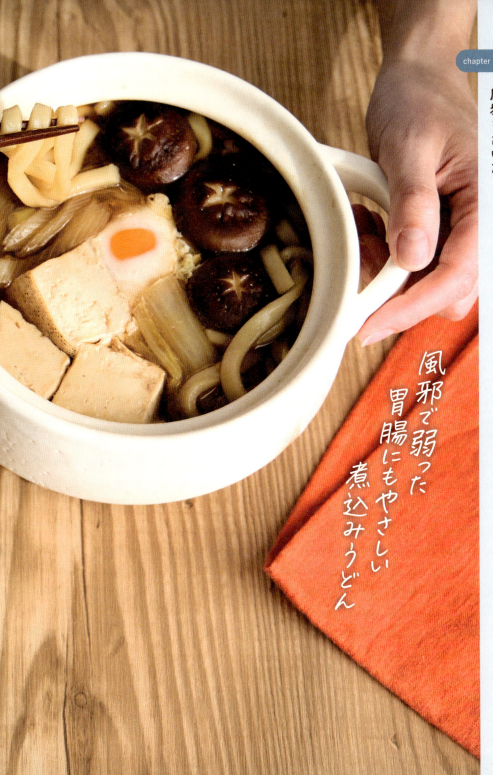

chapter 1

風邪をひいたとき

からだを温めて消化にいいものを

風邪で弱った胃腸にもやさしい煮込みうどん

ささみの中華がゆ

材料 [1人分]

- A
  - 酒、みりん…各大さじ1
  - 鶏ガラ…小さじ1
  - しょうが…1/2片
  - 長ねぎ…1/2本
  - 水…400ml

- ささみ…2本
- ご飯…150g
- おろしにんにく…少々
- 塩…少々
- ごま油…小さじ1/2
- 小ねぎや香菜…適量

作り方

1. しょうがは千切り、長ねぎは斜め切りにし、〈A〉と合わせて鍋で加熱する。沸騰したらささみを入れ、ふたをして5分ゆでたらささみだけ取り出しておく。
2. ご飯、おろしにんにくを加え弱火で5分ほど煮て塩で味をととのえる。
3. ゆでたささみにかたいすじがあれば取り除きながらほぐし、1本分を〈2〉に混ぜる。
4. 器に盛って、ささみの残り1本分をトッピング。ごま油をたらして小ねぎや香菜をちらす。

からだを温めながら
たんぱく質も
しっかりと!

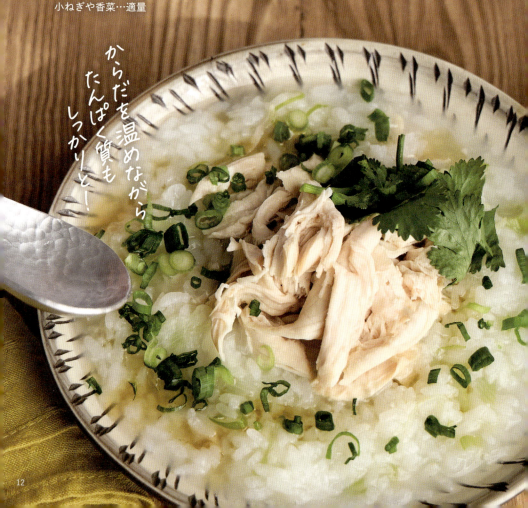

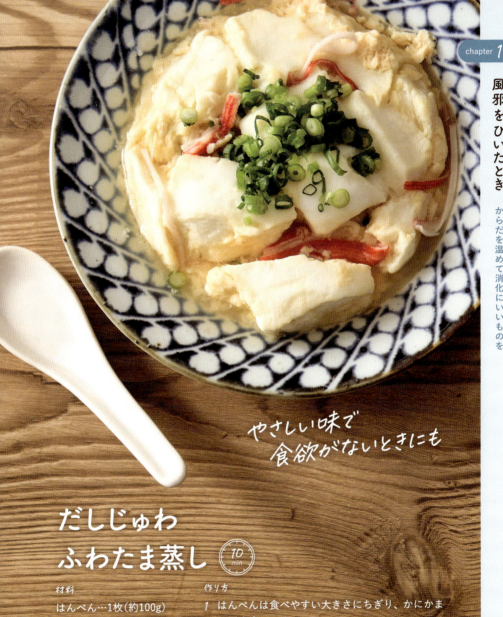

chapter 1

風邪をひいたとき　からだを温めて消化にいいものを

やさしい味で
食欲がないときにも

だしじゅわ ふわたま蒸し

⏱ 10 min

材料

はんぺん…1枚(約100g)

A ┃ 卵…2個
　┃ かにかま…5本
　┃ 白だし…大さじ1
　┃ 砂糖…小さじ1
　┃ 水…200ml

小ねぎ…適量

作り方

1　はんぺんは食べやすい大きさにちぎり、かにかまはほぐす。

2　〈A〉を耐熱ボウルで混ぜ、〈1〉を合わせる。

3　ふんわりラップをかけてレンジで6分加熱し、小ねぎをちらす。

じゃがいもの糖質で
エネルギーをつけて

ポテトポタージュ ⏱15min

材料

じゃがいも…1個
玉ねぎ…1/4個

A｜ 酒…大さじ2
　｜ バター…5g
　｜ 砂糖、コンソメ…小さじ1
　｜ 水…100ml

牛乳（豆乳）…200ml
塩・こしょう…少々
パセリ…適宜

作り方

1 じゃがいもと玉ねぎをそれぞれ薄切りにする。

2 小鍋に〈1〉と〈A〉を入れて中火にかけ、沸騰したら
ふたをして5分加熱する。

3 形がくずれるくらいになったらミキサー（ブレンダー）
にかけて、牛乳（豆乳）を加え温める。

4 塩・こしょうで味をととのえ、お好みでパセリをちらす。

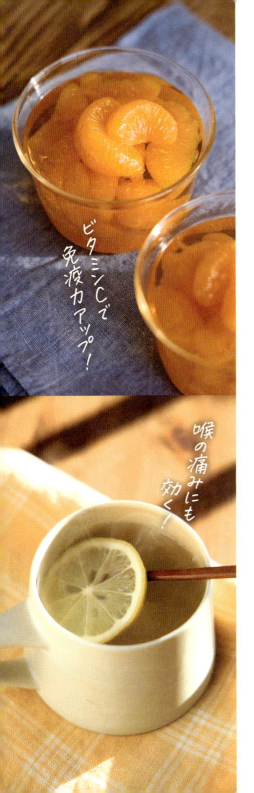

ビタミンCで免疫力アップ！

喉の痛みにも効く！

みかんゼリー

10 min
※冷やす時間を除く

材料 ［4個分］

みかん缶…1缶（総量425g）
ゼラチン…5g
砂糖…大さじ1

作り方

1 みかん缶をシロップとみかんに分ける。

2 シロップにゼラチンと砂糖を加え、レンジで2分加熱し溶かして混ぜる。

3 カップを水で濡らし、みかんを均等に入れる（飾り用みかんは取り分けておく）。

4 粗熱をとった、〈2〉のゼリー液を注ぎ、冷蔵庫で2時間ほど冷やし固める。取り分けておいたみかんをトッピング。

ホットはちみつレモン

5 min

材料 ［1人分］

レモン…1/2個
はちみつ…大さじ1〜
お湯…180ml

作り方

1 レモンは1枚だけ薄切りにして残りをしぼる。

2 マグカップにはちみつ、レモン汁を入れ、お湯を注いで混ぜ、輪切りレモンを浮かす。甘さは、はちみつの量でお好みに。

chapter 1

風邪をひいたとき 何も食べられないときに

とろ〜り
あんがからんだ
野菜と
やわらかお肉

白菜と豚肉のうま煮 15 min

材料

白菜…200g
豚薄切り肉…150g
にんじん…1/3本（約50g）
ごま油…小さじ2

片栗粉、水…各小さじ2
塩・こしょう…少々
小ねぎ…適宜

A　砂糖、しょうゆ…各大さじ1
　　酒、みりん…各大さじ2
　　酢、オイスターソース…各小さじ1
　　おろししょうが…少々

作り方

1　豚肉は5cm幅に切り、白菜とにんじんは細切りにする。

2　フライパンにごま油をひいて豚肉を炒め、色づいてきたら白菜とにん
　　じんを加えてさらに炒める。

3　〈A〉を入れて5分ほど炒め煮にする。水溶き片栗粉でとろみをつけ、
　　塩・こしょうで味をととのえる。お好みで小ねぎをちらす。

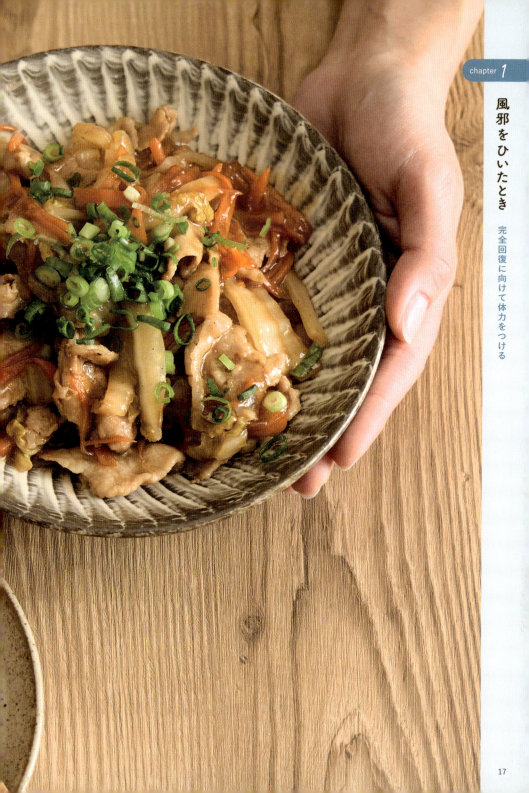

chapter *1*

風邪をひいたとき　完全回復に向けて体力をつける

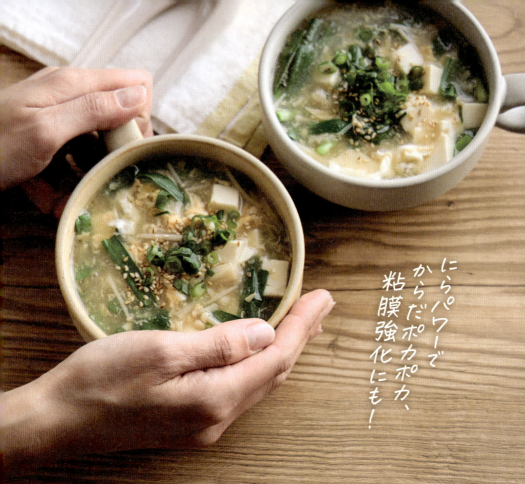

にらパワーでからだポカポカ、粘膜強化にも！

にら玉豆腐の中華スープ

材料

絹ごし豆腐…150g
えのき…1/2株
片栗粉…小さじ2、水…大さじ1
卵…1個
A｜めんつゆ…大さじ1と1/2
　｜砂糖、鶏ガラ…各小さじ1
　｜水…400ml
にら…1/2束
ごま油…小さじ1
塩・こしょう…少々
ごま、小ねぎ、ラー油…適宜

作り方

1　絹ごし豆腐はさいの目に、えのきとにらは5cm幅に切る。

2　鍋に絹ごし豆腐とえのき、〈A〉を入れて中火で3分加熱する。

3　水溶き片栗粉でとろみをつけ、溶き卵を回し入れる。10秒ほど置いてからゆっくり混ぜてふんわりさせる。

4　にら、ごま油を加えて混ぜ合わせ、塩・こしょうで味をととのえる。お好みでごま、小ねぎ、ラー油をかける。

くたくたブロッコリーと じゃがいものサラダ

15 min

材料
ブロッコリー…1/2株(約170g)
じゃがいも…1個
にんにく…1片

A | オリーブ油…大さじ1
  | バター…5g
  | 砂糖、コンソメ…各小さじ1

塩・こしょう…少々

作り方
1 ブロッコリーは小房に分け、じゃがいもは2cm角に、にんにくはみじん切りにする。

2 〈1〉と〈A〉を耐熱ボウルに入れ、ふんわりラップをかけてレンジで7分加熱。全体を和えたら塩・こしょうで味をととのえる。

たっぷりのビタミンCと
にんにく効果で体力回復

chapter 1

風邪をひいたとき　完全回復に向けて体力をつける

スタミナ豚汁

材料

豚薄切り肉…100g
ごま油…小さじ2

A 大根…100g
  にんじん…1/3本（約50g）
  れんこん…100g
  じゃがいも…1個
  おろしにんにく、おろししょうが…各小さじ1

B 和風だし…小さじ1
  酒、みりん…各小さじ2
  水…400ml

みそ…大さじ1〜
小ねぎ…適量

作り方

1 豚肉を5cmほどに切る。大根、れんこんは5mm幅のいちょう切り、にんじんは5mm幅の半月切り、じゃがいもは2cm角に切る。

2 鍋にごま油をひいて豚肉を炒め、色が変わったら〈A〉を加えてさっと炒める。

3 〈B〉を加えて煮立て、アクを取ったらふたをし、中火で10分煮込む。具材がやわらかくなったらみそを溶き、お好みの濃さに味をととのえる。小ねぎをちらす。

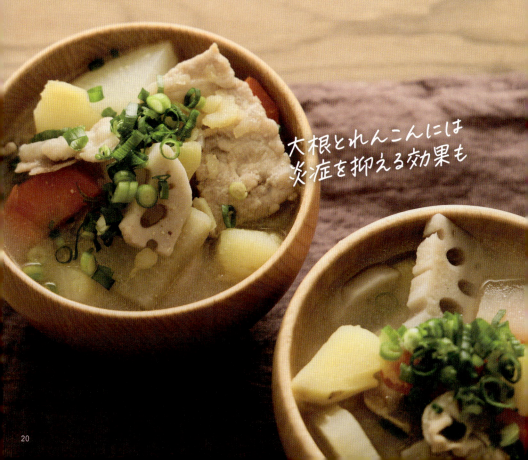

大根とれんこんには炎症を抑える効果も

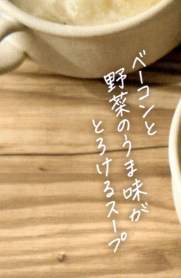

ベーコンと野菜のうま味がとろけるスープ

chapter 1
風邪をひいたとき
完全回復に向けて体力をつける

とろとろ白菜の
ベーコンポテトチャウダー

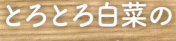

材料

白菜…100g
じゃがいも…1個
玉ねぎ…1/2個
ベーコン…2枚
A │ 酒…大さじ2
　│ みりん…大さじ1
　│ 砂糖、鶏ガラ、しょうゆ…各小さじ1
牛乳…200ml
水…100ml
粉チーズ…大さじ1
塩・こしょう…少々
片栗粉…大さじ1、水…大さじ2

作り方

1 白菜、じゃがいも、玉ねぎはそれぞれ1cm角に、ベーコンは細切りにする。

2 鍋に〈1〉と〈A〉を加え、ふたをして中〜弱火で5分ほど蒸し煮。牛乳、水を加えてさらに5分ほど煮込んでじゃがいもに火を通す。

3 粉チーズを混ぜて塩・こしょうで味をととのえ、水溶き片栗粉でとろみをつける。

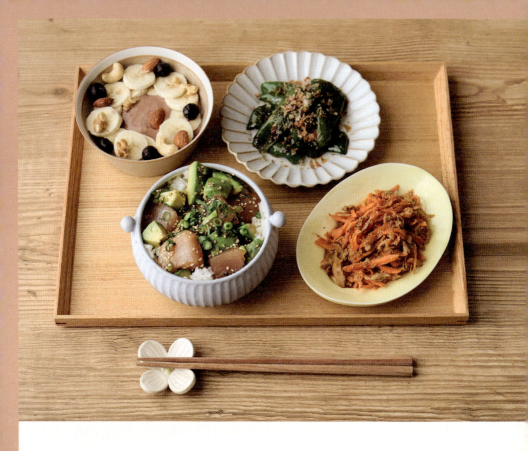

column *1*

花粉症やアレルギーで つらいとき

くしゃみ、鼻づまり、目のかゆみ…etc. つらい症状をなんとかしたい！

花粉症やアレルギーによる症状は、免疫機能を高めることで予防できます。ポイントは60％の免疫細胞が集まるとされる腸内環境をととのえること。免疫を正常に保つはたらきに関わるビタミンB6も積極的にとりましょう。また、ビタミンA（β-カロテン）は、のどや鼻の粘膜を守り、細菌感染や乾燥の予防をしてくれます。ビタミンA、C、Eには抗酸化作用もあり、EPA、DHAなどとともにアレルギー症状をやわらげる効果が期待されています。

まぐろにはEPA、DHA、ビタミンB6が豊富!
まぐろとアボカドのポキ風

10 min ※漬ける時間を除く

材料
まぐろ（刺身）…150g
アボカド…1個
小ねぎ、白ごま…適量
A │ みりん…大さじ2
　│ しょうゆ…大さじ1
　│ 砂糖…小さじ1
　│ 白ごま、ごま油…各小さじ2
　│ おろしにんにく…少々
　│ 小ねぎ…10g

作り方
1　みりんをレンジで40秒ほど加熱してアルコールを飛ばし、〈A〉を混ぜる。
2　まぐろを2cm角に切って〈A〉に漬け、ラップを食材の表面にくっつけるようにぴったりとかけ、冷蔵庫で30分以上置く。
3　アボカドを1.5cm角に切って〈2〉に混ぜ、小ねぎと白ごまをちらす。ご飯にのせて丼にしても。

にんじんからビタミンAをたっぷりとって!
ツナごまにんじん

8 min

材料
にんじん…1本（約150g）
ツナ缶（オイル漬）…1缶（70g）
A │ すりごま…大さじ2
　│ めんつゆ…大さじ1
　│ 砂糖…小さじ2
　│ 鶏ガラ…小さじ1/2

作り方
1　ツナ缶を油ごとフライパンに入れ、千切りにしたにんじんと炒める。
2　にんじんがしんなりしたら〈A〉を混ぜる。

ピーマンのビタミンCは加熱にも強いんです!
ピーマンのだしびたし

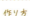

8 min

材料
ピーマン…3個
ごま油…小さじ2
A │ みりん、めんつゆ…各大さじ1
　│ 水…大さじ2
　│ 和風だし…小さじ1/2
かつお節…小袋2パック

作り方
1　ピーマンを4つ割りにして種を取る。
2　ごま油を熱したフライパンで、ピーマンの表面に焦げ目がつくように焼き、〈A〉を加えて2〜3分煮る。
3　器に盛って、かつお節をかける。

乳酸菌とバナナのビタミンB6で免疫力UP!
チョコバナナヨーグルト

5 min

材料 [1人分]
ヨーグルト（プレーン）…100g
はちみつ…大さじ1と1/2
ココアパウダー…小さじ2
バナナ…1本
ナッツやブルーベリー…適宜

作り方
1　ヨーグルトにはちみつ、ココアパウダーを混ぜる。
2　輪切りにしたバナナの半分をヨーグルトに混ぜ、残り半分は上にのせる。お好みでナッツやブルーベリーをトッピング。

chapter *2*

おなかの調子が
よくないとき

◆ 便秘のおなかのはりを解消
◆ くだしたおなかをととのえる

便秘の改善やその予防には、通便を促す食物繊維をとりましょう。食物
繊維には、水に溶けるもの（穀類、豆類、きのこ、野菜など）と、溶け
ないもの（海藻類やこんにゃくなど）があります。そのどちらもバラン
スよくとるのがベスト。腸内環境をととのえる乳酸菌やオリゴ糖を積極
的に補給し、便をやわらかくする効果があるマグネシウムも意識してみ
て。また、下痢のときには脱水症状により体力も消耗するので、水分補
給を心がけ、消化にいい炭水化物でエネルギーを養いましょう。失われ
がちなカリウムや、痛んだ胃腸の粘膜を修復するたんぱく質も欠かせま
せん。下痢止め作用があるとされる紅茶もおすすめです。

おなかの調子が
よくないときに
おすすめの食材

食物繊維が豊富

腸の動きを活発にさせるヘルシー食材です。
海藻類に豊富なマグネシウムは
水分と一緒にとると効果的

`ごぼう`　`さつまいも`　`きのこ`　`切り干し大根`　`納豆`
`こんにゃく`　`ひじき`　`アボカド`　…etc.

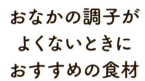

腸内環境をととのえる

ヨーグルトの乳酸菌や納豆菌、
バナナやごぼうのオリゴ糖、
はちみつのブドウ糖が、
腸の善玉菌にはたらきます

`ヨーグルト`　`バナナ`　`ごぼう`　`納豆`　`はちみつ`　…etc.

カリウムがとれる

りんごには、ペクチンという食物繊維も豊富で、
腸をととのえる作用が期待されています

`かぼちゃ`　`バナナ`　`りんご`　…etc.

胃腸の負担が少ない

うどんはおなかにやさしいエネルギー源。
卵は油を使わずに調理することで、
より消化がよくなります

`うどん`　`豆腐`　`卵`　…etc.

食物繊維で
おなかスッキリ！
具だくさんサラダ

ひじきと切り干し大根の
腸活サラダ 15min

材料

A		B	
切り干し大根…15g		ツナ缶（オイル漬）…1缶（70g）	
芽ひじき（乾燥）…5g		すりごま…大さじ2	
にんじん…1/3本（約50g）		マヨネーズ…大さじ1	
むき枝豆…30g		みそ…小さじ1	
コーン…30g		塩・こしょう…少々	
みりん…大さじ1			
砂糖…小さじ1			
コンソメ…小さじ1/2			
水…大さじ4			

作り方

1 にんじんは千切りにする。耐熱容器に〈A〉を入れ、ふんわりラップをしてレンジで
5分加熱しよく混ぜる。

2 粗熱がとれたら〈B〉と和え、塩・こしょうで味をととのえる。

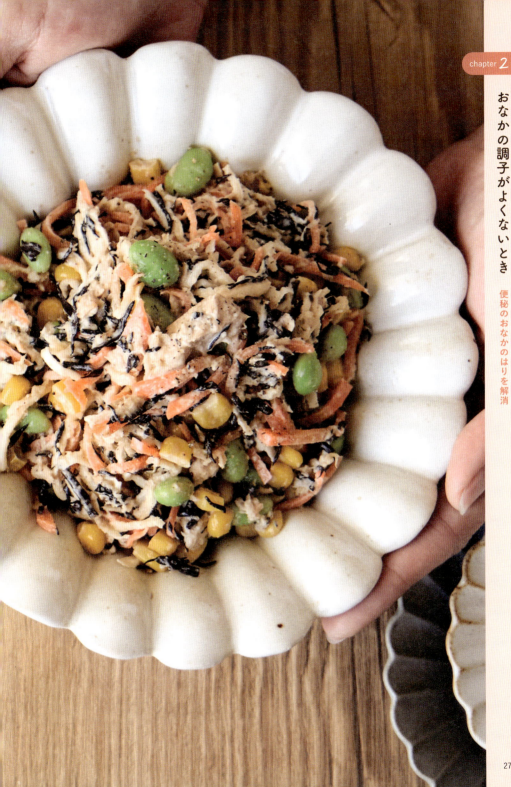

chapter 2

おなかの調子がよくないとき

便秘のおなかのはりを解消

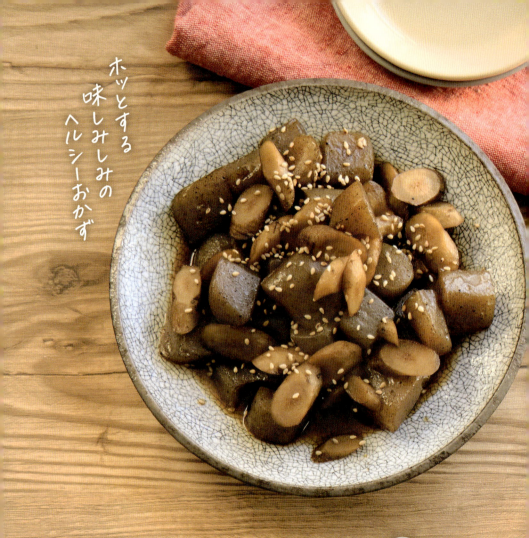

ホッとする 味しみしみの ヘルシーおかず

ごぼうとこんにゃくの甘辛煮 20min

材料
- こんにゃく…1枚(200g)
- ごぼう…1/2本
- ごま油…小さじ2
- A
  - 和風だし…小さじ1
  - 砂糖…大さじ1
  - 酒、みりん、しょうゆ…各大さじ2
  - 水…100ml
- 白ごま…適量

作り方

1 こんにゃくは一口大にちぎり、ごぼうは8mm幅の斜め切りにする。

2 こんにゃくを鍋で3分ほど空炒りしたら、ごぼうと〈A〉を加えて落としぶたをし、中火で10分ほど煮る。

3 照りが出るまで炒め、汁気が少なくなったらごま油を回しかける。器に盛って白ごまをふる。

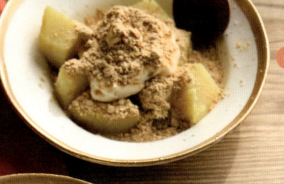
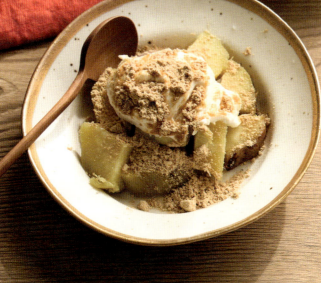

chapter 2
おなかの調子がよくないとき
便秘のおなかのはりを解消

やさしい甘さの腸に効くお手軽スイーツ

さつまいものきな粉ヨーグルト

5 min

材料
焼き芋…200g
水切りヨーグルト…120g
きな粉…大さじ1
砂糖…小さじ1

作り方
1 焼き芋を食べやすい大きさに切り、半分ずつ器に盛る。
2 水切りヨーグルトをのせ、きな粉と砂糖をかける。

水切りヨーグルトの作り方
ボウルにザルやコーヒードリッパーをのせ、コーヒーフィルターやキッチンペーパーをセット。そこへヨーグルトをのせてラップをし、冷蔵庫で3時間〜一晩置く。

生のさつまいもを使う場合
食べやすい大きさに切って耐熱皿に入れ、ヒタヒタに浸かる水を加えてレンジで8分ほど加熱。やわらかくなったら湯を切る。

腸内環境を
ととのえる
納豆菌で
毎朝の腸活にも

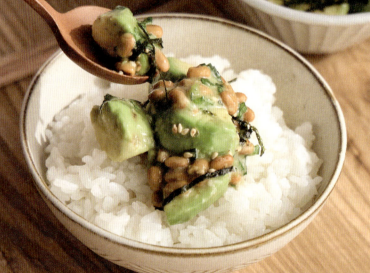

アボカド納豆の白だし和え

材料
アボカド…1個
納豆…1パック
A 白だし…小さじ2
　わさび…小さじ1/2〜1
　小ねぎ…5g
白ごま、きざみのり…適量

作り方
アボカドを角切りにし、納豆と〈A〉を和える。白ごま、きざみのりをちらす。

きのこのきんぴらマリネ

材料 [1人分]
しめじ、舞茸、エリンギ…各1パック
ごま油…大さじ1

A　砂糖、みりん、
　　酢、しょうゆ…各大さじ1
　　鶏ガラ…小さじ1
　　輪切り唐辛子…適宜

パセリ…適宜

作り方

1　しめじと舞茸はほぐし、エリンギは一口大の薄切りにする。

2　フライパンにごま油をひいてきのこを炒め、強火で焦げ目をつけるように焼く。

3　しんなりしたら〈A〉を加えて炒め合わせる。お好みでパセリをちらす。

深いうま味のマリネで
おなかのおそうじ

chapter 2

おなかの調子がよくないとき

便秘のおなかのはりを解消

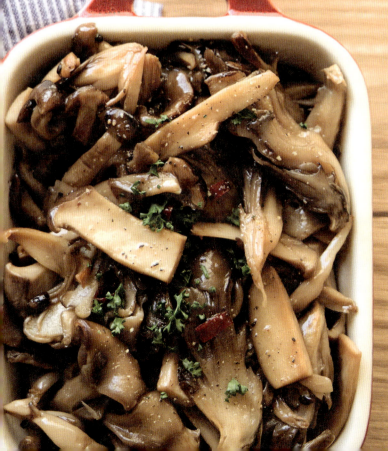

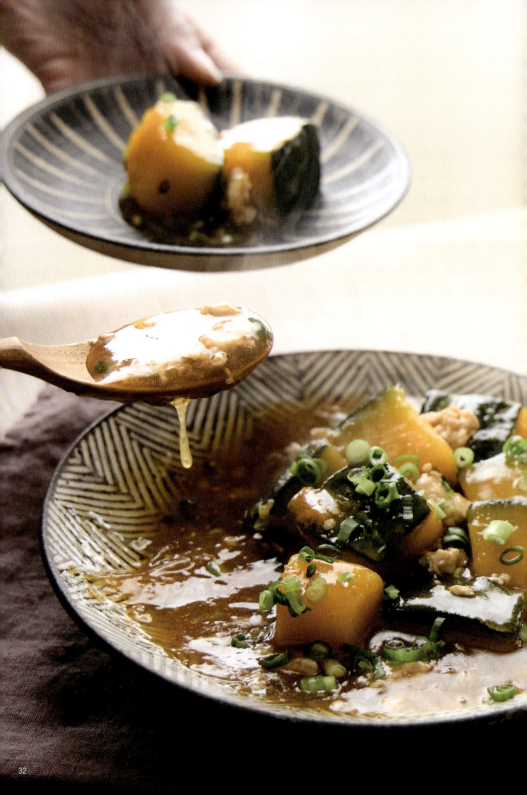

chapter 2

おなかの調子がよくないとき
くだしたおなかをととのえる

おなかをくだすと失われがちなカリウム補給にも

かぼちゃの
とろとろそぼろ煮

⏱ 15 min

材料

かぼちゃ…300g
鶏ひき肉…80g

A
砂糖、しょうゆ…大さじ1
みりん…大さじ2
和風だし…小さじ1
おろししょうが…小さじ1/2
水…300ml

片栗粉…小さじ2
水…小さじ4
小ねぎ…適量

作り方

1. フライパンに一口大に切ったかぼちゃとひき肉、〈A〉を入れ中火にかける。沸騰したらアクを取り、ふたをして5分ほど煮る。
2. かぼちゃがやわらかくなったら水溶き片栗粉でとろみをつけ、小ねぎをちらす。

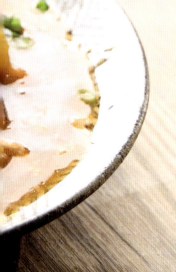

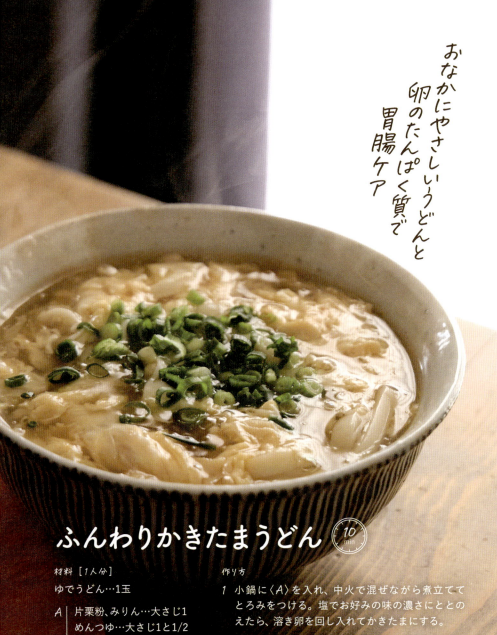

おなかにやさしいうどんと卵のたんぱく質で胃腸ケア

ふんわりかきたまうどん 10min

材料[1人分]
ゆでうどん…1玉

A｜片栗粉、みりん…大さじ1
　｜めんつゆ…大さじ1と1/2
　｜和風だし…小さじ1
　｜水…400ml

塩…適量
卵…1個
小ねぎ…適量

作り方

1 小鍋に〈A〉を入れ、中火で混ぜながら煮立ててとろみをつける。塩でお好みの味の濃さにととのえたら、溶き卵を回し入れてかきたまにする。

2 うどんを水にくぐらせ、器に入れてレンジで1分30秒加熱。〈1〉をかけて小ねぎをちらす。

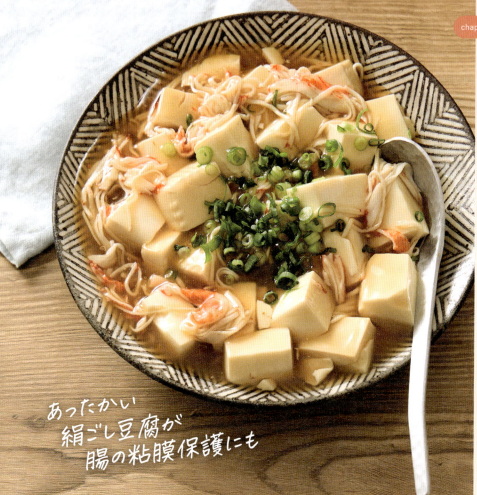

chapter 2
おなかの調子がよくないとき　くだしたおなかをととのえる

あったかい
絹ごし豆腐が
腸の粘膜保護にも

かにかまあんかけ豆腐 10min

材料
絹ごし豆腐…1丁(300g)
かにかま…70g

A｜しょうゆ…大さじ1
　｜片栗粉…小さじ2
　｜鶏ガラ…小さじ1
　｜水…200ml

小ねぎ…適量

作り方
1　フライパンに〈A〉を入れ、中火で混ぜながらとろみをつける。
2　かにかま、一口大に切った豆腐を加え温めて、小ねぎをちらす。

はちみつ紅茶

材料 [1人分]

紅茶…ティーバック1個
お湯…150ml
はちみつ…小さじ2

作り方

1 お好みの紅茶を淹れる。

2 はちみつを溶かすように混ぜる。

紅茶のタンニンでくだしたおなかに効果を期待！

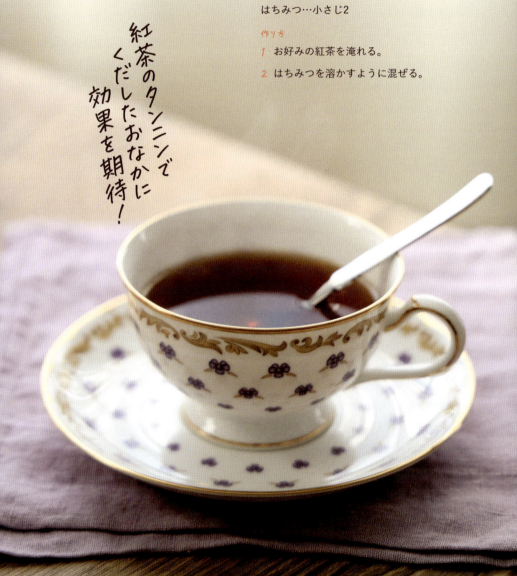

甘くてコクのある
おなかにやさしいおやつ

chapter 2
おなかの調子がよくないとき　くだしたおなかをととのえる

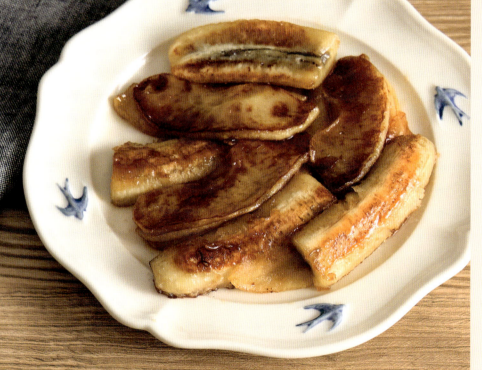

りんごとバナナの カラメルソテー 10min

材料
りんご…1/2個
バナナ…1本
バター…5g
砂糖…大さじ2

作り方
1　バナナは縦横半分に切り、りんごは5mmほどにスライスする。
2　フライパンにバターを溶かし、バナナとりんごを広げて砂糖をふりかけ、中～弱火でこんがりするまで両面を焼く。

column 2

忙しいときの
お助け
レシピ

お湯をそそげばすぐできる！
自家製即席スープ

忙しい朝などにはもちろん、小腹が減ったときにも！
かんたんで体にやさしいスープレシピです

作り方 材料を器に入れ、熱湯200mlを注いで〈仕上げ〉で完成！

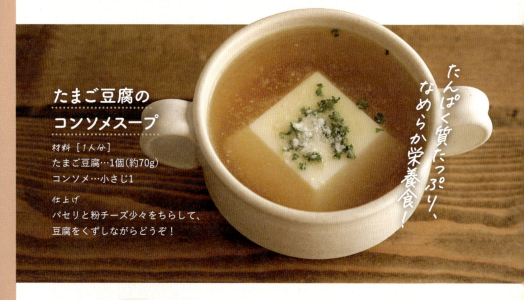

たまご豆腐の コンソメスープ

材料［1人分］
たまご豆腐…1個（約70g）
コンソメ…小さじ1

仕上げ
パセリと粉チーズ少々をちらして、豆腐をくずしながらどうぞ！

たんぱく質たっぷり、なめらか栄養食！

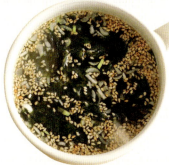

ごまとわかめの
ヘルシースープ

中華わかめスープ

材料［1人分］
わかめ（乾燥）…大さじ1（約3g）
鶏ガラ、白ごま…小さじ1
小ねぎ、しょうゆ…少々
ごま油…ひとたらし

仕上げ
全体を混ぜたら、塩・こしょうで味をととのえる。

38

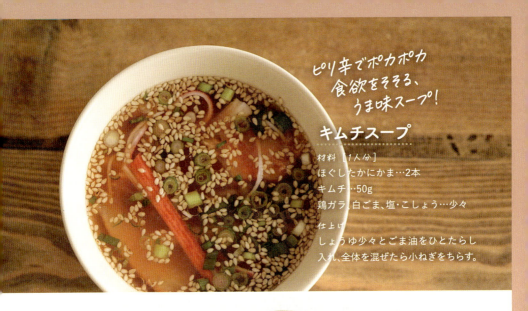

ピリ辛でポカポカ
食欲をそそる、
うま味スープ！

キムチスープ

材料 ［1人分］
ほぐしたかにかま…2本
キムチ…50g
鶏ガラ、白ごま、塩・こしょう…少々

仕上げ
しょうゆ少々とごま油をひとたらし
入れ、全体を混ぜたら小ねぎをちらす。

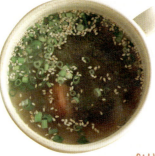

梅とろろ汁

材料 ［1人分］
梅干し…1個
とろろ昆布…4g
白ごま、
小ねぎ…少々

仕上げ
全体を混ぜたら、しょ
うゆ少々でお好みの
濃さに。

梅の酸味でさっぱりと

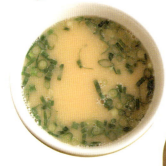

ふんわり、ほっこり、
おなかにやさしく！

たまごスープ

材料 ［1人分］
卵…1個
白だし…小さじ2

仕上げ
全体を混ぜたら、レンジで
1分30秒加熱。しょうゆを
少々たらして、お好みで小
ねぎをトッピング。

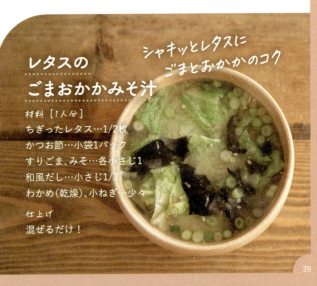

シャキッとレタスに
ごまとおかかのコク

レタスの
ごまおかかみそ汁

材料 ［1人分］
ちぎったレタス…1/2枚
かつお節…小袋1パック
すりごま、みそ…各小さじ1
和風だし…小さじ1/3
わかめ（乾燥）、小ねぎ…少々

仕上げ
混ぜるだけ！

39

chapter 3

なんだか
食欲がわかないとき

◆ 胃のもたれやムカムカに
◆ 香りや酸味で食欲アップ

胃の調子がよくないときには、水分をしっかり補給しながらまずは胃を
休めることが大切です。そして、脂質の多い肉や食物繊維の多い野菜な
どは避け、消化にいいものを食べるようにしましょう。弱った胃には、
粘膜を修復するといわれるビタミンUや、粘膜を保護するぬめり成分を
含む食材がおすすめです。胃粘膜の材料になるたんぱく質も必要ですが、
鶏肉やたらなど、おなかへの負担が少ないものを選びましょう。食欲が
わかないときには、胃液の分泌を促す香りのある香味野菜やスパイスを
使ったりさっぱりと食べられるように酸味をプラスしたメニューに。見
た目からも食欲が刺激されるよう、いろどりよく仕上げてみて。

なんだか食欲がわかないときにおすすめの食材

胃にやさしい

トマトジュースは水分補給や
胃をととのえるミネラルの補給に◎。
鶏肉やたらは、胃腸のはたらきを助けます

| おかゆ | 大根 | しょうが | トマトジュース | 鶏肉 | たら | …etc. |

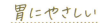

胃の粘膜を守る

キャベツのビタミンUは胃粘膜の修復や
胃炎の予防にも。
山芋などのぬめり成分や牛乳は
胃粘膜を保護してくれます

| キャベツ | 長芋(山芋) | オクラ | 牛乳 | …etc. |

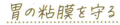

香りで食欲増進

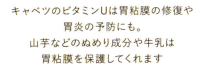

大葉やしょうが、セロリの香りで胃液の分泌促進！
カレー粉やごま油の香ばしい香りも
食欲を増進させます

| 大葉 | しょうが | にんにく | セロリ | カレー粉 | ごま油 | …etc. |

酸味でさわやかに

酸っぱい食材に含まれるクエン酸や、
お酢に含まれる酢酸は、
胃液や唾液を分泌させて食欲を刺激します

| うどん | レモン | ポン酢(お酢) | …etc. |

トマトジュースで
かんたんリゾット風おかゆ

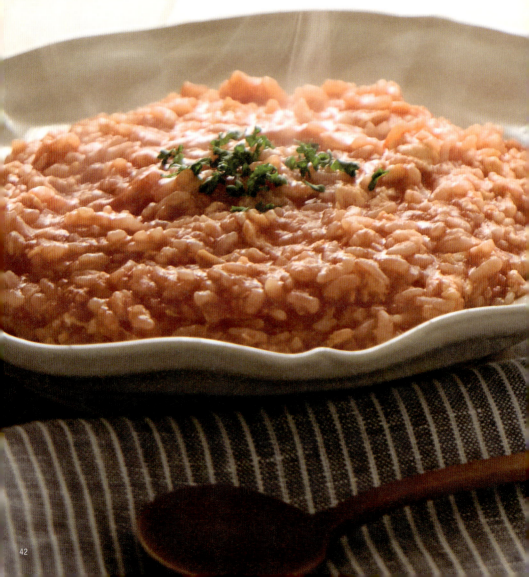

chapter 3

なんだか食欲がわかないとき 胃のもたれやムカムカに

トマたまおかゆ

材料

A
- トマトジュース（無塩）…200ml
- ご飯…200g
- コンソメ…小さじ1
- 水…100ml

- めんつゆ…小さじ1〜
- 卵…1個
- パセリ…適宜

作り方

1. 鍋に〈A〉を入れて中火にかけ、沸騰したら弱火で5分ほど煮込む。
2. 溶き卵を回しかけ、ひと煮立ちさせたらめんつゆで味をととのえる。お好みでパセリをちらす。

くたくたキャベツと鶏団子のうま塩スープ

15 min

材料
キャベツ…150g

A
- 鶏ひき肉…150g
- 片栗粉…大さじ1
- 鶏ガラ…小さじ1/4
- 砂糖、しょうゆ、おろししょうが…各小さじ1/2
- 酒…小さじ2

B
- 酒、みりん…各大さじ1
- 鶏ガラ…小さじ1
- 水…400ml

塩・こしょう…適量
小ねぎ…適量

作り方
1. 〈A〉を混ぜて鶏団子のタネを作る。
2. 鍋に食べやすい大きさにちぎったキャベツと〈B〉を入れ中火にかける。煮立ったらスプーンで鶏団子を丸めながら入れる。
3. 鶏団子の表面の色が変わり、キャベツがクタクタになったら塩・こしょうで味をととのえ、小ねぎをちらす。

キャベツの栄養でいたんだ胃を修復！

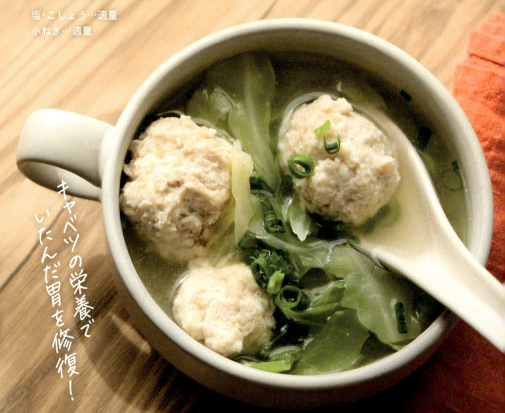

chapter 3

なんだか食欲がわかないとき
胃のもたれやムカムカに

消化を助ける大根を
ほろほろのたらの身と一緒に

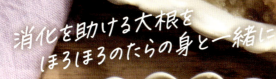

たらのみぞれ煮　⏱15min

材料
- たらの切り身…2切れ
- 大根…150g
- 酒…大さじ2
- A | 砂糖…小さじ2
    | めんつゆ…大さじ1と1/2
    | 酒、みりん…各大さじ1
- 小ねぎ…適量

作り方
1 たらをフライパンに並べて酒をふり、沸騰したらふたをして中火で3分蒸す。
2 すりおろした大根と〈A〉を加え、ふたをして中〜弱火で5分ほど煮込む。皿に盛って小ねぎをちらす。

とろろ汁 10min

材料

A
- 長芋(山芋)…200g
- オクラ…4本
- 和風だし…小さじ1/2
- 水…100ml

めんつゆ…小さじ1〜
青のり…適宜

作り方

1. オクラは洗ってラップに包み、レンジで1分加熱し小口切りにする。
2. 長芋(山芋)をすりおろし、〈A〉を混ぜる。めんつゆで味をととのえ、お好みで青のりをちらす。

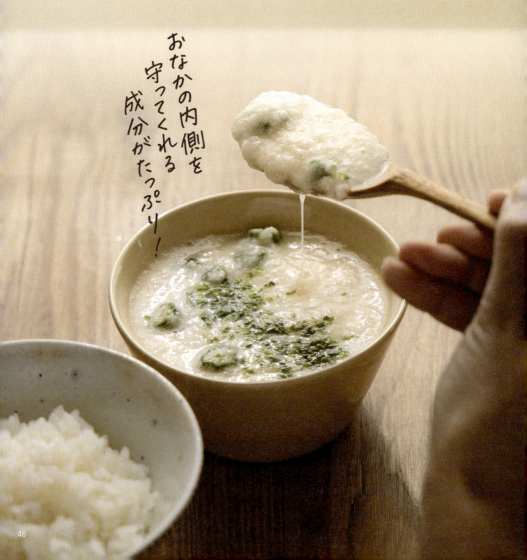

おなかの内側を守ってくれる成分がたっぷり!

chapter 3

なんだか食欲がわかないとき
胃のもたれやムカムカに

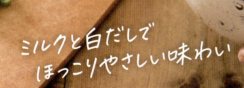

ミルクと白だしで
ほっこりやさしい味わい

和風ミルクがゆ 10 min

材料
A | 牛乳…200ml
　| 水…50ml
　| ご飯…200g
　| 白だし…小さじ2

めんつゆ…小さじ1/2〜
小ねぎ…適宜

作り方
1　鍋に〈A〉を入れ中火にかけ、沸騰したら弱火で5分ほど煮込む。
2　めんつゆで味をととのえ、お好みで小ねぎをちらす。

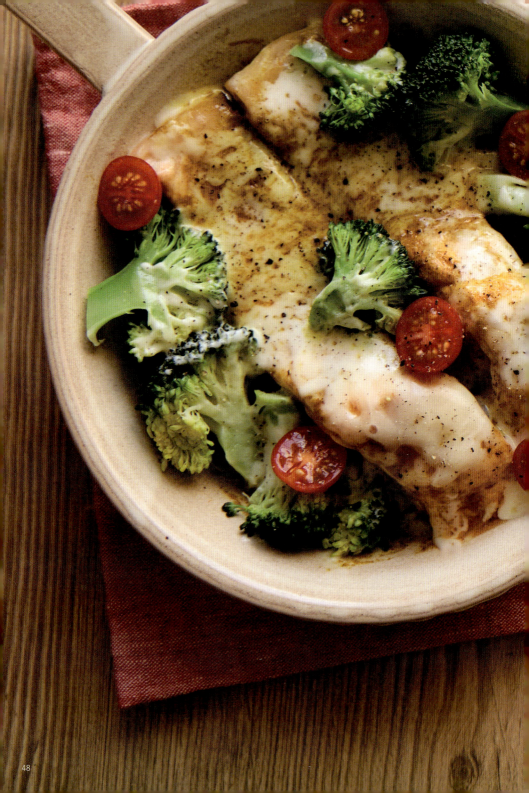

chapter 3

なんだか食欲がわかないとき

香りや酸味で食欲アップ

食欲を刺激する
カレーの風味がたまらない!

鮭の
スパイシー
チーズ蒸し ⏱10min

材料
生鮭……2切れ(約200g)
ブロッコリー…1/2株(約170g)
ピザ用チーズ…50g

A｜カレー粉、砂糖、酒、めんつゆ…各大さじ1

ミニトマト…3個
塩、黒こしょう…適量

作り方

1 ブロッコリーは小房に分け、ミニトマトは半分に
　切る。

2 耐熱皿に生鮭を置き、〈A〉をかけてからめる。
　まわりにブロッコリーを並べてチーズをかけて、
　ふんわりラップをかけてレンジで5分加熱。

3 ミニトマトをちらし、塩、黒こしょうをふる。

49

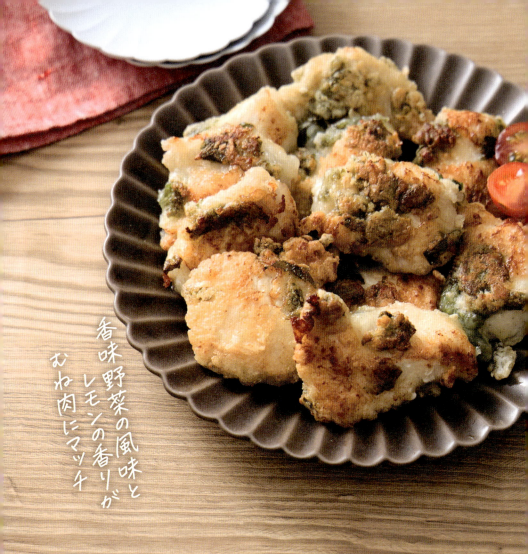

香味野菜の風味と
レモンの香りが
むね肉にマッチ

鶏むね大葉の塩レモンチキン

材料

鶏むね肉…1枚(300g)
大葉…10枚

A | 砂糖…小さじ1
　 | 鶏ガラ、白だし、レモン汁…各小さじ2
　 | おろししょうが、塩・こしょう…少々

片栗粉…大さじ4
サラダ油…大さじ2

作り方

1　一口大のそぎ切りにした鶏むね肉に、適当にちぎった大葉と〈A〉をもんで片栗粉をまぶす。

2　サラダ油をひいたフライパンを中〜弱火にかけ、両面がこんがりするまで焼く。（油が跳ねる場合はキッチンペーパーで拭き取りながら焼く。）

ささみの梅しそ餃子

25 min

材料

ささみ…4本
梅干し…大2個
大葉…5枚

A | 片栗粉…大さじ1
　| 砂糖、マヨネーズ…各小さじ2
　| 塩・こしょう…少々

餃子の皮…20枚
サラダ油…大さじ1
酒…大さじ2
ごま油…小さじ1
ポン酢しょうゆ…適宜

作り方

1 ささみは細切り、大葉は千切りにし、梅干しは種を除いてたたく。

2 〈A〉と〈1〉を混ぜ、1/20量ずつ餃子の皮にのせる。皮のふちに水をぬり、両サイドを折りたたむように棒状に包む。

3 フライパンに油をひき、巻き終わりを上にして並べ3分焼く。酒を回し入れてふたをし、弱火で4分ほど蒸し焼きに。

4 火が通ったら、ごま油を回し入れてカリッと焼き上げ、焼き目を上にして盛り付ける。お好みでポン酢しょうゆにつける。

chapter 3
なんだか食欲がわかないとき　香りや酸味で食欲アップ

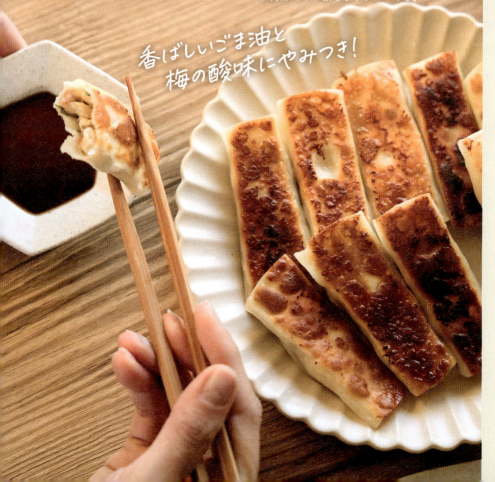

香ばしいごま油と梅の酸味にやみつき！

薄切り豚の
はちみつレモンチャーシュー

材料

豚こま肉…250g
塩・こしょう…少々
片栗粉…大さじ1
サラダ油…小さじ2

A ┃ しょうゆ…大さじ1と1/2
　┃ 酒、みりん、はちみつ、レモン汁…各大さじ1
　┃ おろしにんにく、おろししょうが…各小さじ2

黒こしょう、白ごま…適量

作り方

1　豚肉に塩・こしょうをふり、片栗粉をまぶす。7〜8等分にして薄く丸い形にととのえ、油をひいたフライパンに広げる。

2　中火で2分焼き、裏返したら中〜弱火でさらに3分ほど焼く。

3　余分な油を拭き取り〈A〉を加えて中火でからめながら煮る。黒こしょう、白ごまをふる。

にんにくとしょうがも効いた甘辛味

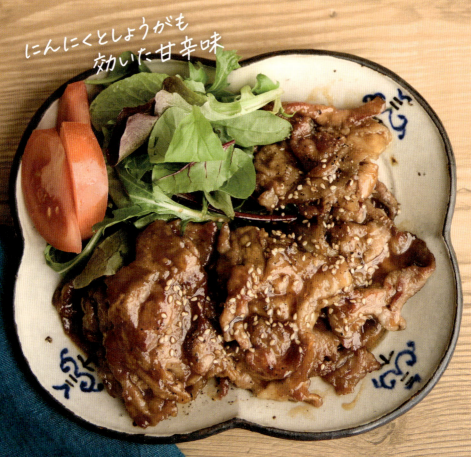

カレー味玉

10 min ※漬ける時間を除く

材料
卵…2個

A ┌ カレー粉…小さじ1/2
　│ 砂糖、水…各大さじ1
　│ めんつゆ…大さじ2
　│ ウスターソース…小さじ1
　└ おろしにんにく…少々

作り方
1 卵は水から鍋に入れ、沸騰させて5分半ゆでたら、冷水で冷やし殻をむく。
2 〈A〉を混ぜ合わせたポリ袋に卵を入れ、冷蔵庫で2時間以上漬ける。

chapter 3
なんだか食欲がわかないとき
香りや酸味で食欲アップ

かんたんなのに本格風！スパイシー味玉

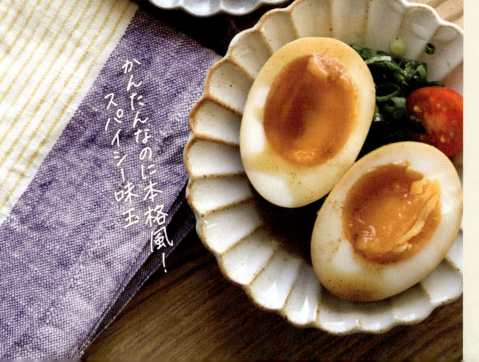

53

セロリとアボカドの ワカモレサラダ ⏱ 10 min

材料

アボカド…1個
セロリ…30g
ミニトマト…5個
塩・こしょう…少々

A　マヨネーズ…大さじ1
　　コンソメ…小さじ1/2
　　砂糖、レモン汁…小さじ2
　　おろしにんにく、タバスコ…少々

クラッカー…適宜

作り方

1　アボカドをつぶし、セロリは粗くみじん切りにする。トマトは角切りにし、飾り用に半分とっておく。

2　〈A〉を混ぜて〈1〉と和え、塩・こしょうで味をととのえる。

3　皿に盛ったら残りのトマトをトッピング。お好みでクラッカーにディップする。

独特な
セロリの香りで
食欲アップ！

chapter 3

なんだか食欲がわかないとき

香りや酸味で食欲アップ

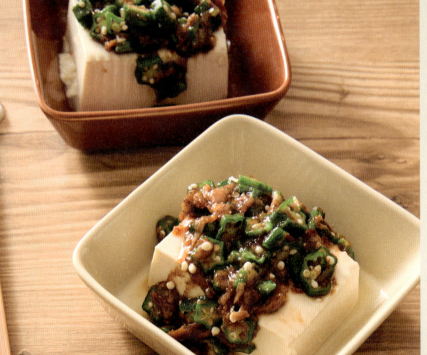

梅味でさっぱりと！
ヘルシーなおつまみにも

梅オクラのっけ冷奴　⏱10min

材料
絹ごし豆腐…300g
A │ オクラ…1ネット（7〜10本）
　│ 梅干し…大2個
　│ かつお節…小袋2パック
　│ 砂糖…小さじ2
　│ しょうゆ…小さじ1

作り方
1 オクラは1分ほどゆでて輪切りにし、梅干しは種を除いてたたく。
2 〈A〉を混ぜ、絹ごし豆腐の上にのせる。

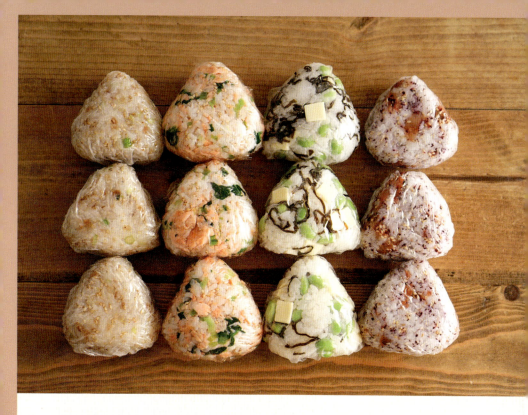

column 3

忙しいときの
お助け
レシピ

冷凍して貯食できる!
ごちそうおにぎり①

具材を混ぜればすぐできる、栄養満点のおにぎり
定番の味にひと工夫で、いつもよりちょっと贅沢に

作り方
300gのご飯に材料を
すべて混ぜたら、
3等分にし
ラップでにぎる。

冷凍保存方法
粗熱がとれたら
ラップで包んだまま
保存袋に入れて
冷凍庫へ。

解凍方法
凍ったままの
おにぎりをレンジで加熱。

加熱時間の目安
1個＝2分〜2分30秒
2個＝3〜4分

途中で上下を返すと加熱ムラが防げます。
お好みで焼きのりを巻いてどうぞ！

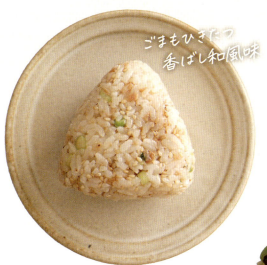

ごまもひきたつ香ばし和風味

ねぎおかかおにぎり

材料
- 小ねぎ…15g
- かつお節…小袋3パック
- 白いりごま…大さじ2
- 砂糖…小さじ2
- めんつゆ…小さじ4

ひとことメモ
小ねぎは小口切りに。

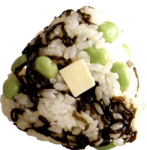

カルシウム&ミネラルたっぷり

小松菜と鮭で疲れ目にも◎!

鮭菜おにぎり

材料
- 鮭フレーク…60g
- 小松菜…1本(約50g)
- 白いりごま…大さじ2
- 塩…少々

ひとことメモ
小松菜はラップに包んでレンジで1分30秒加熱。冷水に取り、細かくきざんだらしっかり水気をしぼって(ゆでてもOK!)。

塩昆布チーズおにぎり

材料
- 塩昆布…15g
- プロセスチーズ…3個(約45g)
- むき枝豆…50g

ひとことメモ
プロセスチーズは5mmの角切りに。

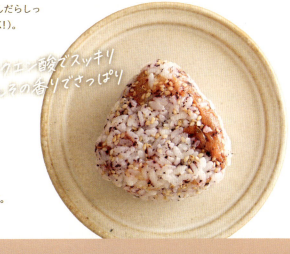

クエン酸でスッキリしその香りでさっぱり

梅しそおにぎり

材料
- 梅干し…4個(正味約30g)
- 白いりごま…大さじ2
- ゆかりふりかけ…小さじ2

ひとことメモ
梅干しは種を取り細かくちぎって。

chapter *4*

だるくて
やる気が出ないとき

◆たまった疲れをとる
◆リラックス・気分転換に

疲れがたまっているときは、まずは十分に体を休め、栄養バランスのいい食事を心がけましょう。疲労回復には、栄養素をエネルギーに変えて代謝を促す、ビタミンB群を中心にとると◎。また、ビタミンCや鶏むね肉のアミノ酸は、疲れを感じる原因のひとつとされる活性酵素から体を守るはたらきがあります。アミノ酸やクエン酸は、運動による疲れにも効果があるとされています。精神的な疲れには、糖分の多いものや幸せホルモンの生成を助ける食材を。テアニンやオメガ3系脂肪酸にもリラックス効果が期待できます。腸には気分を安定させるはたらきもありますので、腸内環境をととのえる食事も意識してみて。

だるくて やる気が出ないときに おすすめの食材

ビタミンB群が豊富

豚肉やかつおなどのビタミンB1は糖質の代謝をサポート。
食物繊維が豊富なオートミールは腸もととのえます

豚肉　かつお　鶏むね肉　うなぎ　豆類　オートミール …etc.

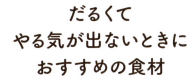

アリシンが豊富

ねぎ類に多く含まれるアリシンで、ビタミンB1の吸収や、
糖質の分解を促進！ スタミナもつく食材です

にんにく　にら　長ねぎ　玉ねぎ …etc.

ビタミンCが豊富

ビタミンCの抗酸化作用が
疲労回復に効果てきめんです

ブロッコリー　レモン …etc.

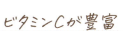

幸福感を高める

舌で感じる甘みでハッピーに！ 腸をととのえて幸せホルモンを

バナナ　チョコレート　ナッツ類　豆類　オートミール …etc.

リラックス効果

バニラの香りや紅茶のテアニン、
魚のオメガ3系脂肪酸でリラックス

紅茶　バニラエッセンス　鮭（さば、いわしなど脂がのった魚） …etc.

鶏マヨブロッコリー 25min

材料

鶏むね肉…1枚（300g）
ブロッコリー…1/2株（約170g）

下味 | 酒…大さじ1
　　　| 砂糖、しょうゆ、おろししょうが…各小さじ1

片栗粉…大さじ3
サラダ油…大さじ2
黒こしょう…適量

A | マヨネーズ…大さじ4
　| ケチャップ…大さじ2
　| 砂糖、牛乳…各大さじ1
　| レモン汁…小さじ1
　| 塩・こしょう…少々

作り方

1　鶏むね肉は皮を取って一口大のそぎ切りにし、〈下味〉をもみ込む。ブロッコリーは1分30秒レンジで加熱しておく。

2　フライパンにサラダ油をひき、中〜弱火にかける。片栗粉をまぶした鶏むね肉を並べて4分ほど焼いたらひっくり返し、ブロッコリーを加えてさらに4〜5分焼く。

3　ボウルに〈A〉を混ぜ、〈2〉で焼けたものから入れていき、全体を和えたら黒こしょうをふる。

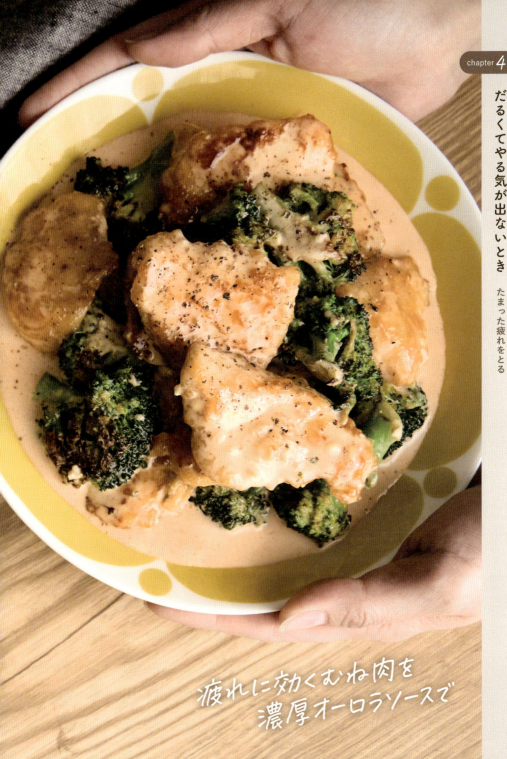

chapter 4
だるくてやる気が出ないとき　たまった疲れをとる

疲れに効くむね肉を
濃厚オーロラソースで

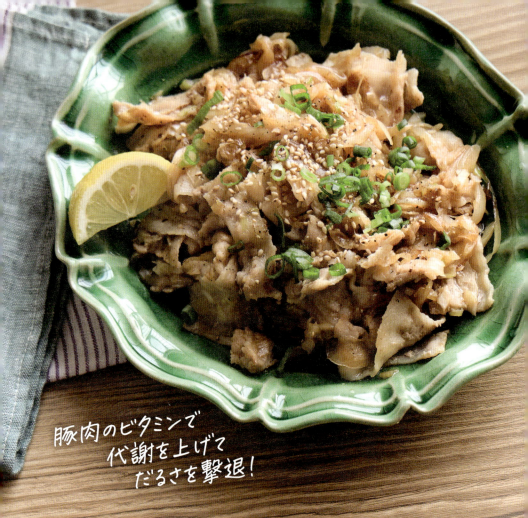

豚肉のビタミンで
代謝を上げて
だるさを撃退!

ねぎ塩豚カルビ 20min

材料

豚バラ肉…200g
玉ねぎ…1/2個
サラダ油…少々

A
　長ねぎ…1/2本
　みりん…大さじ1
　砂糖、鶏ガラ、レモン汁…各小さじ2
　しょうゆ、おろしにんにく…各小さじ1
　塩・こしょう…少々

黒こしょう、ごま、小ねぎ…適量

作り方

1 豚バラ肉は5cmほどに切り、玉ねぎは薄切り、長ねぎはみじん切りにする。

2 サラダ油をひいたフライパンで、豚バラ肉と玉ねぎをこんがり焼き色がつくまで炒める。

3 〈A〉を加え、炒めながら合わせる。ごま、黒こしょう、小ねぎをふる。

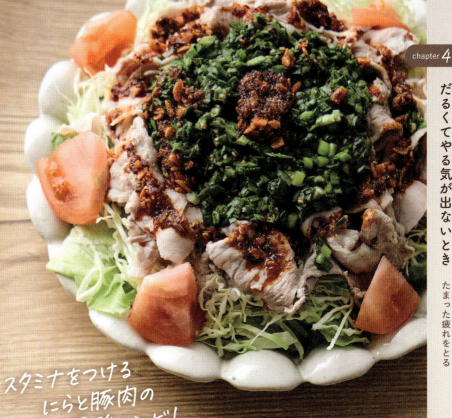

chapter 4

だるくてやる気が出ないとき　たまった疲れをとる

スタミナをつける
にらと豚肉の
最強コンビ！

ピリ辛にらだれ豚しゃぶ

材料

豚肉
（しゃぶしゃぶ用、ロース使用）…250g
酒…50ml
しょうが…1片
水（差し水）…100ml

A
　にら…1束
　砂糖…大さじ1
　すりごま、めんつゆ…各大さじ2
　酢、ごま油…各大さじ1
　鶏ガラ…小さじ1
　豆板醤…小さじ1/2〜

水菜やレタス、千切りキャベツなど…お好みのものを適宜
ラー油（食べるラー油）…小さじ2

作り方

1　しょうがは薄切り、にらはみじん切りにする。

2　フライパンに酒としょうがを入れる。沸騰したら水を入れて火を止め、豚肉をしゃぶしゃぶして色が変わったら引き上げる。

3　皿にお好みの野菜をのせてその上に豚肉を盛り付け、〈A〉を混ぜたにらだれとラー油をかける。

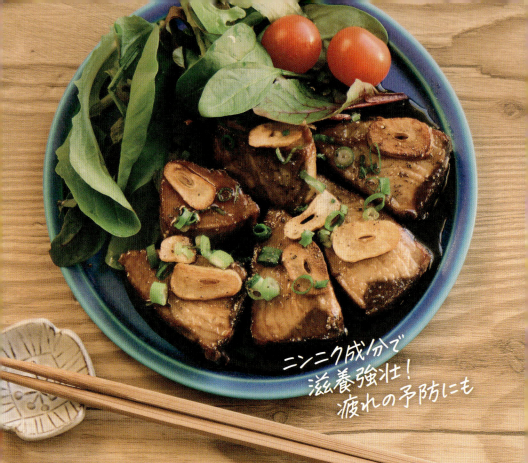

ニンニク成分で滋養強壮！疲れの予防にも

かつおの にんにくしょうゆステーキ

15 min

材料

かつお（刺身）…1柵（200g）
塩・こしょう…少々
薄力粉…小さじ2
にんにく…1片
サラダ油…大さじ1

A ┃ 砂糖、酒…各大さじ1
　 ┃ みりん…大さじ2
　 ┃ しょうゆ…大さじ1

小ねぎ、黒こしょう…適量
わさび…適宜

作り方

1 かつおは1.5cmほどの厚さに切り、塩・こしょう、薄力粉をまぶす。にんにくは薄切りにする。

2 フライパンにサラダ油とにんにくを入れ中火で熱し、こんがりしたら取り出す。

3 同じ油でかつおを両面焼き色がつくまで焼き、余分な油を拭き取り〈A〉を加えてからめる。

4 器に盛ってたれをかけ、〈2〉のにんにくチップと小ねぎをちらし、黒こしょうをふる。お好みでわさびを添える。

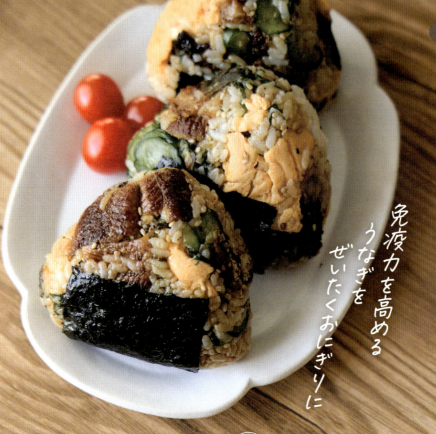

chapter 4

だるくてやる気が出ないとき　たまった疲れをとる

免疫力を高める
うなぎを
ぜいたくおにぎりに

うなたまおにぎり

材料

温かいご飯…1合分（約320g）
うなぎの蒲焼き…1枚
きゅうり…1/2本
酒…大さじ1
塩…ふたつまみ

A ┃ 卵…1個
　 ┃ 砂糖、マヨネーズ…各小さじ1

B ┃ 大葉…5枚
　 ┃ 砂糖…小さじ1
　 ┃ 白ごま、
　 ┃ うなぎ付属のたれ…各大さじ1

焼きのり…適量

作り方

1　きゅうりを輪切りにして塩もみし、10分置いて水気をしぼる。大葉は千切りにする。

2　耐熱容器で〈A〉を混ぜ、ラップをせずにレンジで1分30秒加熱。くずすように混ぜてスクランブルエッグにする。

3　うなぎに酒をふり、ラップをかけてレンジで2分加熱し2cm幅に切る。

4　ご飯に〈A〉〈B〉とうなぎ、きゅうりを加えて混ぜ、おにぎりに。最後に焼きのりを巻く。

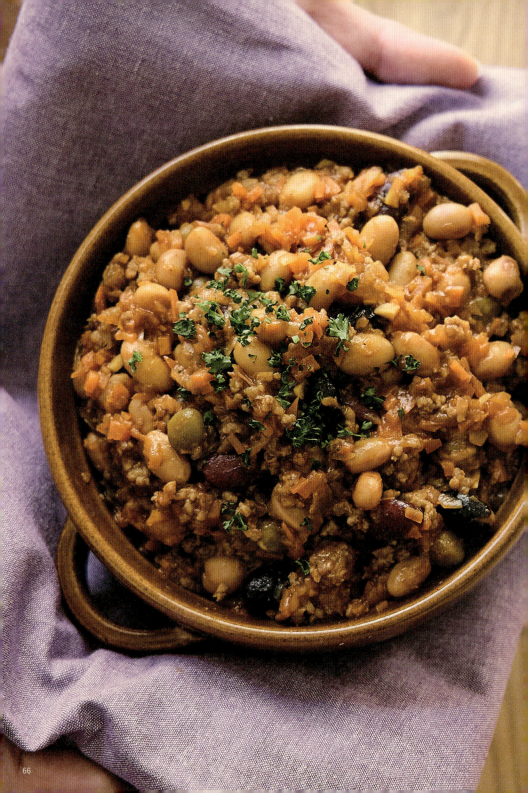

chapter 4

だるくてやる気が出ないとき リラックス・気分転換に

ミックスビーンズで脳にもエネルギー補給

かんたんチリコンカン

20 min

材料

ミックスビーンズ…約200g
牛豚合びき肉…150g
玉ねぎ…1/2個
にんじん…1/2本（約70g）
にんにく…1片
オリーブ油…小さじ2

A
砂糖…大さじ2
ケチャップ…大さじ3
ウスターソース、酒、みりん…各大さじ1
薄力粉、カレー粉、クミンパウダー…各小さじ1
チリパウダー…小さじ1/2〜

塩・こしょう…少々
パセリ…適宜

作り方

1 玉ねぎ、にんじん、にんにくをみじん切りにする。

2 フライパンに油をひき、〈1〉とひき肉を炒める。色が変わったらミックスビーンズと〈A〉を加えて炒め煮にする。

3 水気がなくなりとろっとしたら、塩・こしょうで味をととのえる。お好みでパセリをちらす。

鮭のカリカリチーズフライ

20 min

材料
- 生鮭…2切れ（約200g）
- 塩…小さじ1/4
- 酒…小さじ2
- オリーブ油…大さじ3
- A
  - 薄力粉、片栗粉、水、マヨネーズ…各大さじ1
  - おろしにんにく、こしょう…少々
- B
  - パン粉…1/2カップ
  - 粉チーズ…大さじ1
  - 乾燥パセリ…適量
- ソース…適宜

作り方
1. 生鮭を一口大に切り、塩と酒をふって水気を拭く。〈A〉と生鮭をポリ袋に入れもむようにまぶす。
2. 〈B〉を合わせたチーズパン粉を押しつけながらしっかりと付ける。
3. 油をひいたフライパンを中〜弱火にかけ、両面をこんがり焼く。厚みがあるものは側面にも焼き色をつける。焼けたら油を切って盛り付ける。お好みでソースをかける。

チーズ香る衣でカラッと仕上げた満足おかず

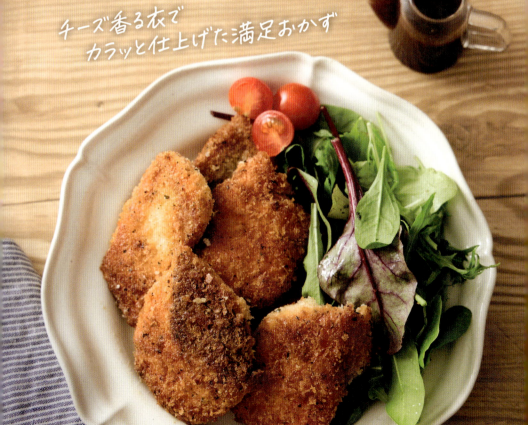

chapter 4

だるくてやる気が出ないとき
リラックス・気分転換に

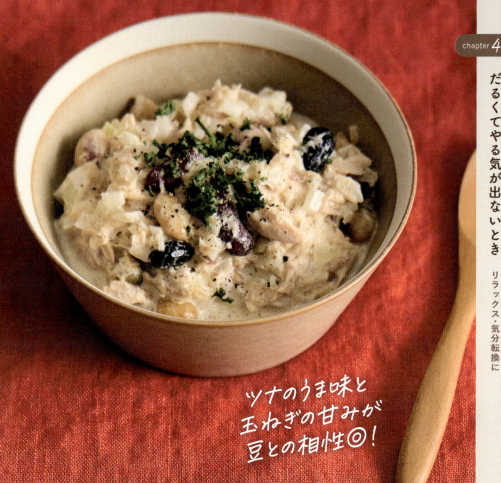

ツナのうま味と
玉ねぎの甘みが
豆との相性◎！

ツナマヨビーンズサラダ

材料

ミックスビーンズ…約100g
玉ねぎ…1/4個
ツナ缶（オイル漬）…1缶（70g）
マヨネーズ…大さじ2
砂糖…小さじ1
塩・こしょう…少々
黒こしょう、パセリ…適宜

作り方

1　玉ねぎはみじん切りにし、ラップをかけてレンジで1分加熱する。
2　材料すべてを混ぜ、塩・こしょうで味をととのえる。お好みで黒こしょう、パセリをちらす。

紅茶とナッツの
ごろごろグラノーラ

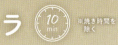
※焼き時間を除く

材料 ［作りやすい分量］

A｜オートミール…100g
　｜ミックスナッツ…80g
　｜全粒粉（米粉、薄力粉）…30g
　｜メープルシロップ…大さじ4
　｜溶かしバター…30g
　｜紅茶（茶葉）…ティーバック2個

バナナチップス…50g
お好みのドライフルーツ
（レーズン、ドライマンゴー、クランベリー、ココナッツフレークなど）…合わせて80〜100g

作り方

1　〈A〉を混ぜ、クッキングシートを敷いた天板に広げたら、170度のオーブンで25分焼く。

2　冷めたらバナナチップスとドライフルーツを加えてざっくり混ぜる。お好みでヨーグルトなどと一緒に。

幸せホルモンを促す栄養がたっぷりとれる！

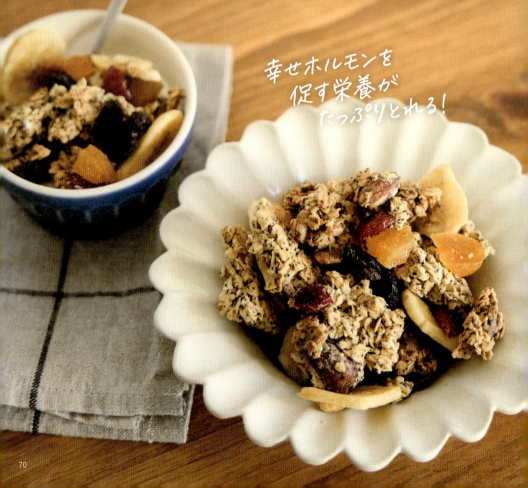

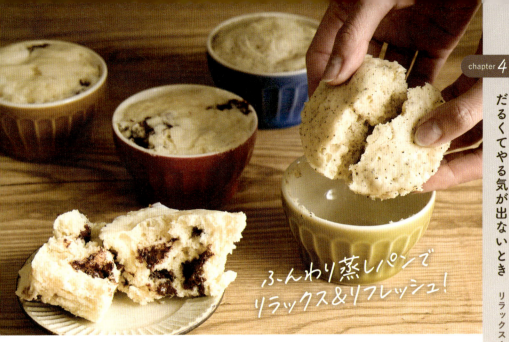

chapter 4
だるくてやる気が出ないとき
リラックス・気分転換に

ふんわり蒸しパンで
リラックス&リフレッシュ!

レンジで作る蒸しパン

［紅茶］

材料［4個分］
牛乳…100ml
ホットケーキミックス…150g
砂糖…大さじ2
バニラエッセンス…6滴
紅茶(茶葉)…ティーバッグ1個

作り方
材料をすべて混ぜたら耐熱カップに注ぎ入れ、ふんわりラップをかけレンジで3分加熱する。

［チョコバナナ］

材料［4個分］
バナナ…2本
板チョコ…1枚

A ┌ 牛乳…100ml
  │ ホットケーキミックス…150g
  │ 砂糖…大さじ1〜2
  └（バナナの熟れ具合によって適宜）

作り方
1 バナナはつぶし、チョコは適当な大きさに割り、〈A〉と混ぜる。
2 耐熱カップに注ぎ入れ、ふんわりラップをかけレンジで4分加熱。熱々でも、冷ましてチョコが固まってから食べても。

加熱後に串を刺してみて、生のタネが付くようであれば、
追加で30秒ずつ加熱しながら様子を見る。
グラシンカップなどを耐熱カップに敷くと食べるときに取り出しやすい。

column 4

からだにやさしい食材で作る
罪悪感ゼロスイーツ

おいしくてヘルシー

見た目もかわいくて気分も上がる、ヘルシースイーツたち
面倒な手順はナシ！ 短い時間でかんたんに作れるレシピです

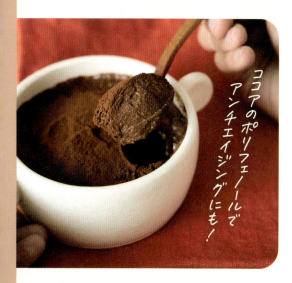

ココアのポリフェノールでアンチエイジングにも！

お豆腐生チョコ

10 min
※冷やし固める時間を除く

材料
絹ごし豆腐…150g

A 砂糖、ココアパウダー…大さじ3
　　豆乳…大さじ1

ココアパウダー（仕上げ用）…適量

作り方
1. 絹ごし豆腐をつぶしてなめらかになるまで混ぜ、〈A〉を加えてさらに全体を混ぜる。
2. 器に入れてならし、冷蔵庫に1時間以上置き、冷やし固める。
3. 固まったら、表面にココアパウダーをかける。お好みではちみつやメープルシロップをかけても。

レンジで作る りんごコンポート

15 min
※冷やす時間を除く

材料
りんご…1個　　　　レモン汁…小さじ1
砂糖…大さじ3と1/2　シナモン、ミント…適宜

作り方
1. りんごを食べやすいサイズの角切りにし、砂糖、レモン汁と合わせ、レンジで6分加熱する。
2. 粗熱をとり冷蔵庫で冷やす。お好みでシナモンをふり、ミントを添えて。アイスやヨーグルト、クラッカーやトーストと一緒にどうぞ。

まるごと1個のりんごでおなかにもやさしい！

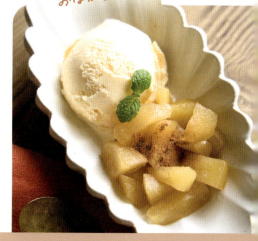

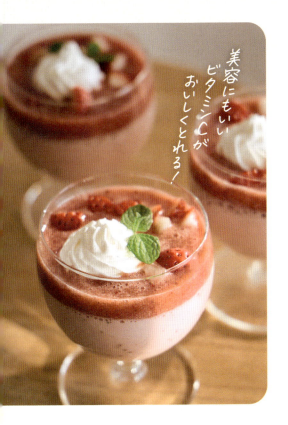

美容にもいいビタミンCがおいしくとれる!

いちごヨーグルトムース

10 min
※冷やし固める時間を除く

材料

〈ムース〉
いちご…200g
ヨーグルト…200g
はちみつ…大さじ2
ゼラチン…5g
水…大さじ2

〈ピューレ〉
いちご…100g
砂糖…大さじ2

ホイップクリーム、いちご、ミント…適宜

作り方

1. ゼラチンに水を加え、レンジで30秒加熱して溶かし混ぜる。

2. いちご200gとヨーグルト、はちみつをミキサーやブレンダーにかける。〈1〉を加えて混ぜたら、型に入れて冷蔵庫で2時間以上冷やし固め、ムースにする。

3. 残りのいちごと砂糖をブレンダーでピューレにして、固まったムースにかける。お好みでホイップクリーム、いちご、ミントなどをトッピング。

黒みつきな粉の豆乳プリン

5 min
※冷やし固める時間を除く

材料

A 豆乳…200ml
　ゼラチン…5g
　はちみつ…大さじ2
　バニラエッセンス…5滴

きな粉、黒みつ…適量

作り方

1. 〈A〉を混ぜ合わせ、レンジで1分30秒加熱し、全体が溶けるように混ぜる。

2. 器に注いで冷蔵庫で2時間以上冷やし固める。きな粉、黒みつをお好みの量かける。

大豆のイソフラボンたっぷりの健康おやつ!

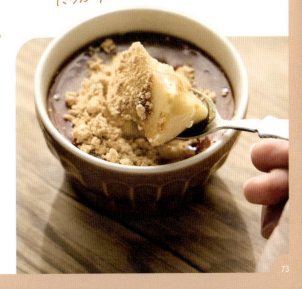

chapter *5*

ストレスを解消して
ゆっくり休みたいとき

◆ なんとかしたいイライラに
◆ 寝つきよくぐっすり眠るために

エネルギーが不足すると、体も心も元気が出ずにストレスへの抵抗力も
弱まってしまいます。栄養バランスのいい食事はもちろんのこと、スト
レスに抵抗するホルモンをつくるビタミンCを意識的にとりましょう。
イライラの軽減には、精神を安定させる物質の原料となるトリプトファ
ンや、興奮をしずめるといわれるカルシウムやマグネシウムの補給を。
また、寝つきがよくないときには、緊張をほぐすポリフェノールなどで
リラックス効果を。不眠の予防に関係があるといわれるビタミン12や
マグネシウムもおすすめです。オルチニンやグリシンなどのアミノ酸に
は、眠りの質を上げ、快眠を助けるはたらきが期待されています。

ストレスを解消して
ゆっくり休みたいときに
おすすめの食材

ストレスへの抵抗力UP

ビタミンCが豊富なブロッコリーは、
カルシウムとその吸収を高めるビタミンKも含んでいます

ブロッコリー　ピーマン　セロリ　…etc.

イライラを抑える

乳製品や小魚からカルシウムをとりましょう。
セロリの香り成分にもストレス軽減作用あり

牛乳　チーズ　小魚　セロリ　…etc.

トリプトファンが豊富

トリプトファンは精神安定のはたらきがあるセロトニンの原料

牛乳　納豆　くるみ　…etc.

リラックス

ココアのポリフェノール、
気持ちが落ち着く牛乳やシナモンでリラックス

牛乳　ココア　シナモン　…etc.

睡眠の質を高める

チーズのビタミン12やほうれん草のマグネシウムで不眠を予防！
しめじのオルニチン、えびのグリシンで快眠を

チーズ　ほうれん草　しめじ　えび　…etc.

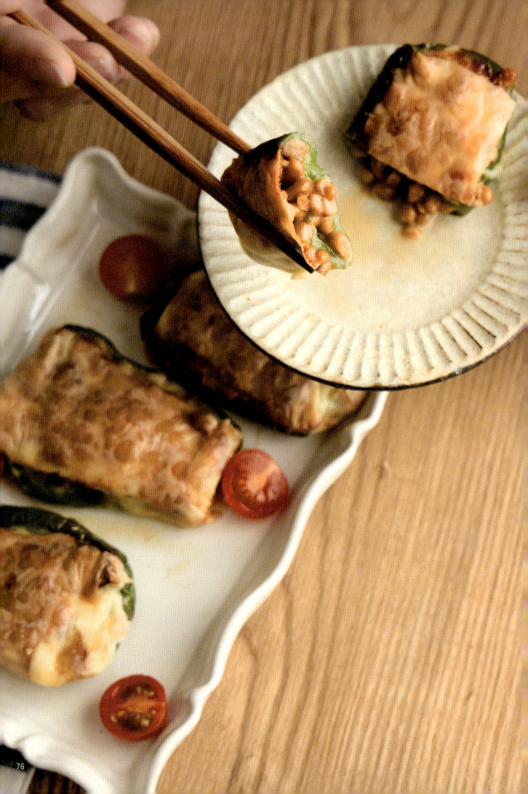

chapter 5

ストレスを解消して
ゆっくり休みたいとき

なんとかしたいイライラに

イライラ軽減にも効く
納豆のアレンジおかず

ピーマンの納豆チーズ焼き

材料

ピーマン…2個
スライスチーズ…2枚

A｜納豆…2パック
　｜納豆付属のたれ…2袋
　｜マヨネーズ…小さじ2

作り方

1　ピーマンを半分に切って種を取り、混ぜた〈A〉を詰める。
2　チーズをのせてトースターで10分ほど、表面がこんがりするまで加熱する。

ハッシュドチーズブロッコリー ⏱15min

材料
- ブロッコリー…1/2株(約170g)
- オリーブ油…大さじ1
- A
  - ピザ用チーズ…60g
  - 片栗粉…大さじ2
  - 砂糖、コンソメ…各小さじ1
- 黒こしょう…適宜

作り方
1. 小房に分けたブロッコリーをレンジで3分加熱し、粗くつぶす。
2. 〈A〉と〈1〉を混ぜ、フライパンにオリーブ油をひいて薄く丸く広げる。
3. 中火で焼き、こんがりしたらひっくり返して軽くおさえながら両面焼く。お好みで黒こしょうをふる。

カリカリチーズとブロッコリーで ストレス軽減

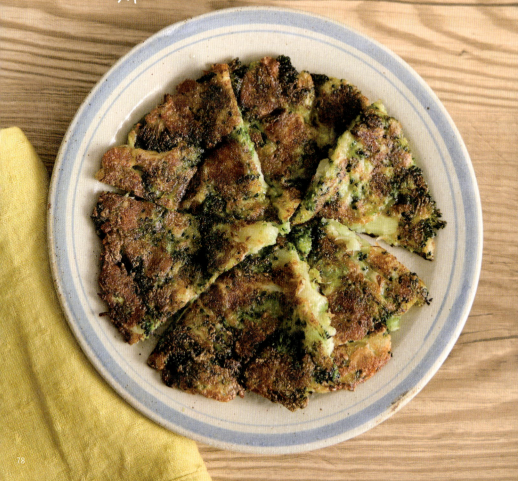

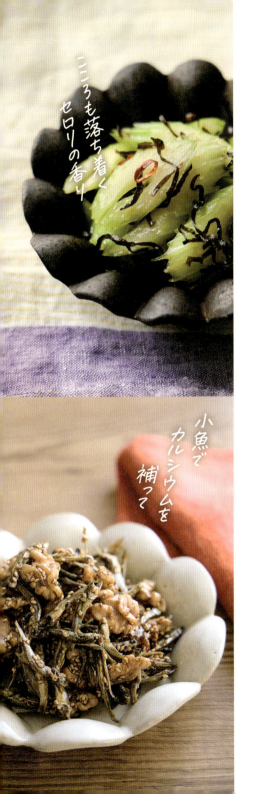

こころも落ち着くセロリの香り

小魚でカルシウムを補って

chapter 5

ストレスを解消してゆっくり休みたいとき　なんとかしたいイライラに

セロリの即席塩昆布漬け

5 min

材料

セロリ…1本

A
- 塩昆布…10g
- 砂糖…小さじ2
- 鶏ガラ…小さじ1/2
- 輪切り唐辛子…少々

作り方

1 セロリはすじがあれば取り、一口大の斜め切りにする。

2 ポリ袋でセロリと〈A〉をもみながら混ぜる。

小魚とくるみの佃煮

20 min

材料

小魚…30g
くるみ（無塩）…40g
白ごま…大さじ1

A｜砂糖、しょうゆ、はちみつ…各大さじ1

作り方

1 フライパンに小魚とくるみを入れ、弱火にかけて10分ほど空炒りし、カリッとしたら取り出す。

2 フライパンをキッチンペーパーなどできれいに拭き取り、〈A〉を入れて煮立てる。

3 フツフツしたら火を止めて〈1〉を入れ、白ごまを混ぜる。

4 クッキングシートなどに広げて冷ます。

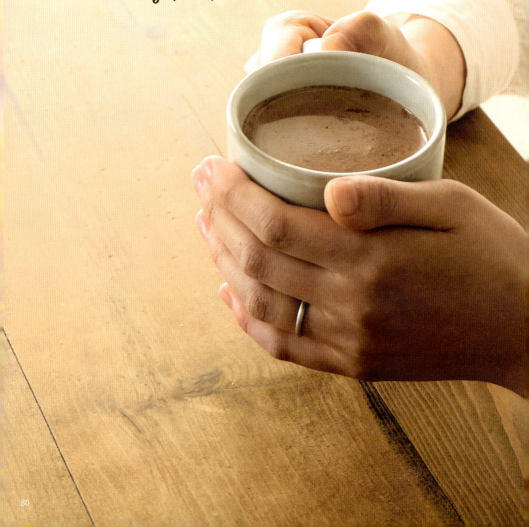

甘くて濃厚なココアで
まったり休息時間

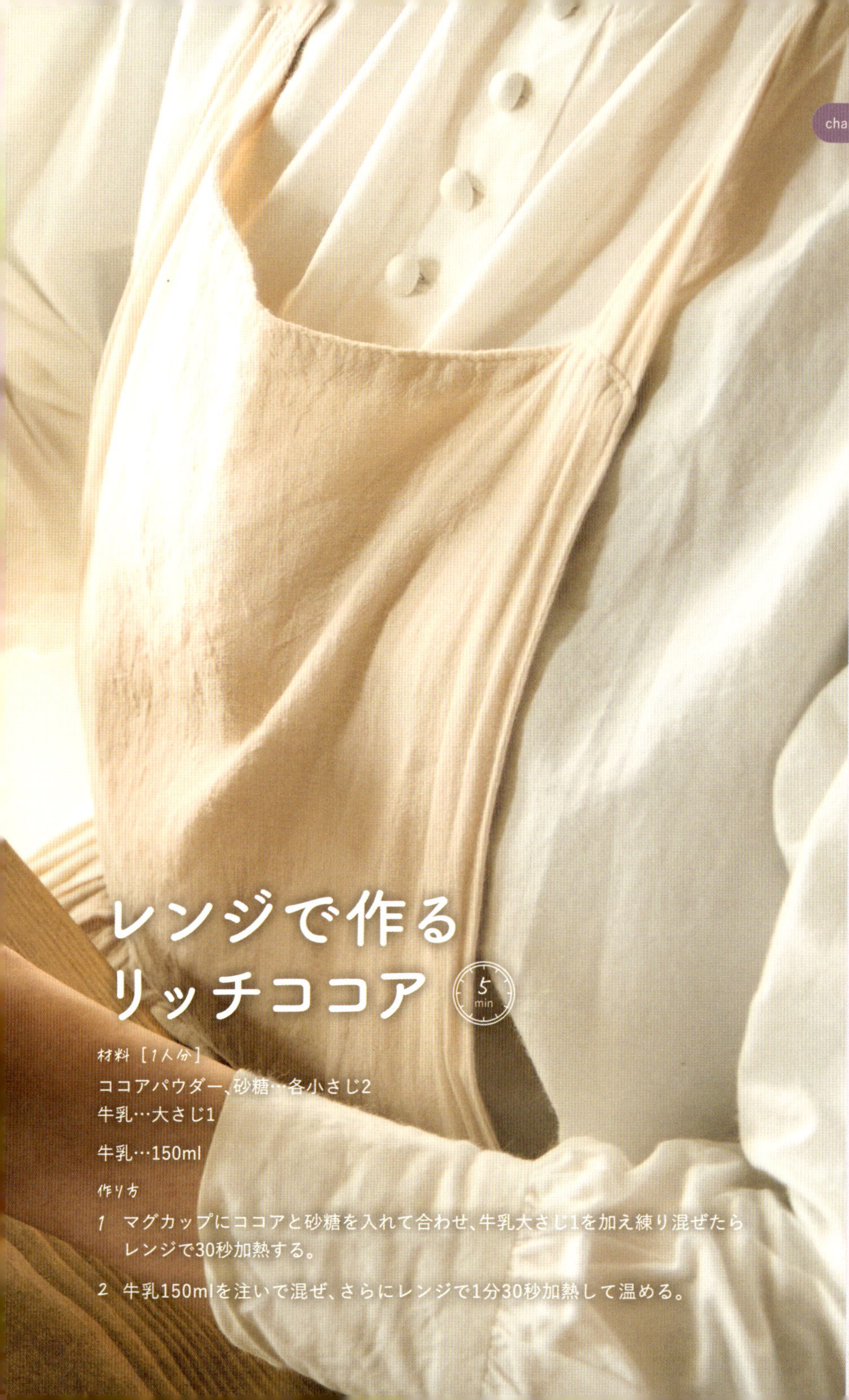

chapter 5

ストレスを解消してゆっくり休みたいとき

寝つきよくぐっすり眠るために

レンジで作る
リッチココア ⏱ 5 min

材料[1人分]
ココアパウダー、砂糖…各小さじ2
牛乳…大さじ1
牛乳…150ml

作り方

1 マグカップにココアと砂糖を入れて合わせ、牛乳大さじ1を加え練り混ぜたら
　レンジで30秒加熱する。

2 牛乳150mlを注いで混ぜ、さらにレンジで1分30秒加熱して温める。

81

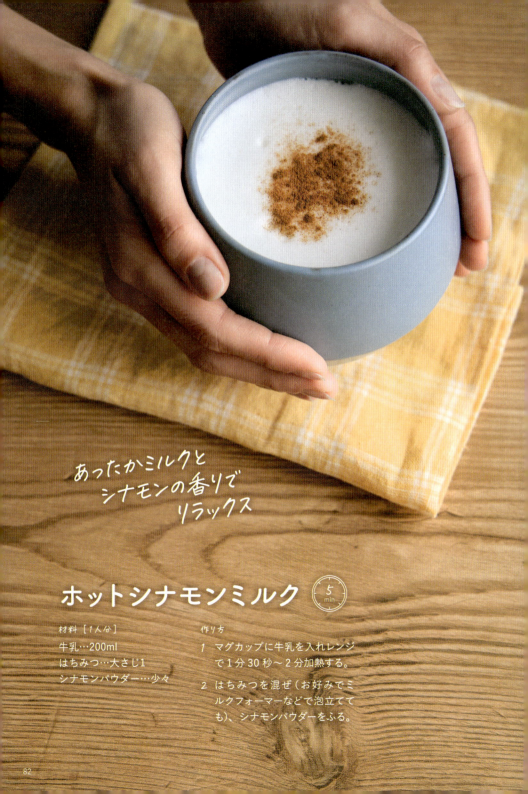

あったかミルクと
シナモンの香りで
リラックス

ホットシナモンミルク 5 min

材料[1人分]
牛乳…200ml
はちみつ…大さじ1
シナモンパウダー…少々

作り方

1 マグカップに牛乳を入れレンジで1分30秒〜2分加熱する。

2 はちみつを混ぜ（お好みでミルクフォーマーなどで泡立てても）、シナモンパウダーをふる。

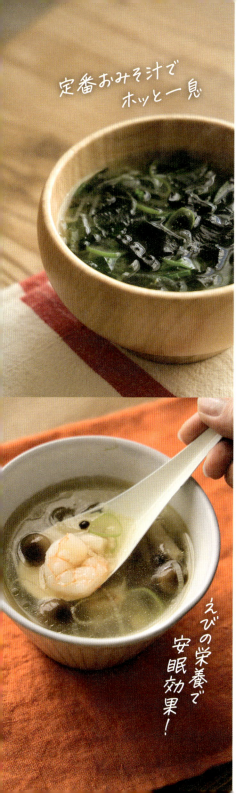

定番おみそ汁でホッと一息

わかめとほうれん草の即席みそ汁

5 min

材料 ［1人分］

冷凍ほうれん草…20g
長ねぎ…10g
わかめ…1g
和風だし…小さじ1/3
みそ…小さじ1〜
水…180ml

作り方

1　長ねぎは輪切りにする。

2　器に材料をすべて入れてレンジで3分加熱し、よく混ぜる。

えびとしめじの中華スープ

5 min

材料 ［1人分］

A　冷凍むきえび…50g
　　しめじ…30g
　　長ねぎ…10g
　　鶏ガラ…小さじ1/2
　　水…180ml

しょうゆ、塩・こしょう、ごま油…少々

作り方

1　長ねぎは輪切りにし、しめじはほぐしておく。

2　器に〈A〉を入れてラップをかけ、レンジで4分30秒ほど加熱する。

3　しょうゆ、塩・こしょうで味をととのえ、ごま油をたらす。

えびの栄養で安眠効果!

chapter 5

ストレスを解消してゆっくり休みたいとき

寝つきよくぐっすり眠るために

chapter *6*

むくみや冷えを
感じるとき

◆ 気になるむくみに
◆ からだの冷えをとる

むくみの原因のひとつは、主に食塩から摂取されるナトリウムのとりす
ぎによるものです。とりすぎたナトリウムを排出するためには、カリウ
ムが活躍します。カリウムはほとんどの食材に含まれるので、普段の食
事でも不足することはまずありませんが、むくみが気になるときには意
識的に多くとるといいでしょう。それとは別に、体内の炎症によって水
分がたまり、むくみとなることも。この場合は炎症を抑える効果のある
食材がおすすめです。また、体の冷えを感じるときには、血行をよくす
るビタミンEなどの栄養素をとりましょう。筋力が低下すると体が温ま
りにくくなるので、日頃の運動などで筋力をつけることも心がけて。

むくみや冷えを感じるときにおすすめの食材

カリウムが豊富

通常の食事をとっていれば問題ありませんが、
カリウムが不足すると高血圧や、
筋力低下の原因になります

ほうれん草　きのこ類　かぼちゃ　きゅうり
レーズン　長芋(山芋)　れんこん　にんじん　枝豆　…etc.

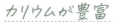

炎症をおさえる

さばなどのオメガ3脂肪酸やしょうが、
ほうれん草などの葉物、
ナッツやキノコ類にも抗炎症作用があります

さば　しょうが　ほうれん草　きのこ類　ナッツ類　…etc.

血行をよくする

しょうがの辛み成分やにんにくのアリシンで血行促進！
いわしなどの魚に含まれるEPAも血の流れをよくします

しょうが　にんにく　いわし　…etc.

 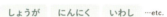

ビタミンEが豊富

抹消血管をひろげることで血行をよくするビタミンE。
油と組み合わせてとることで、
より吸収がよくなります

かぼちゃ　ナッツ類　アボカド　ツナ缶(オイル漬)　…etc.

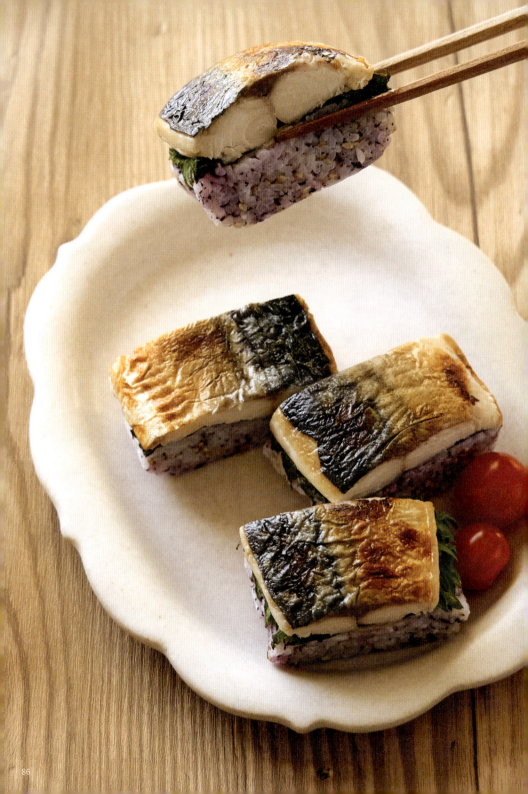

chapter 6

むくみや冷えを感じるとき　気になるむくみに

焼きさばと薬味を
ゆかりご飯と包むだけ！

かんたん
焼きさば棒寿司 ⏲ 25 min

材料 ［2本分］

温かいご飯…400g
白ごま、ゆかりふりかけ…各大さじ1

A｜ガリ…20g
　｜大葉…6枚
　｜塩さば(半身)…2枚

作り方

1　ご飯に白ごまとゆかりふりかけを混ぜる。さばは骨があれば抜き、魚焼きグリル
　　かフライパンでこんがり焼く。

2　ラップを30cmほど広げて、中央に半分の量のご飯をのせ、さばの大きさに合わ
　　せて四角く形をととのえる。残りの半分も同じようにし、2本の棒状ご飯を作る。

3　ご飯1本につき〈A〉の材料を半分ずつ、ガリ、大葉、さばの順にのせ、ラップで
　　しっかりとキャンディー包みにする。

4　冷蔵庫で20分以上置いてなじませる。ラップごと食べやすい大きさに切り分け、
　　ラップをはずして器に盛る。

87

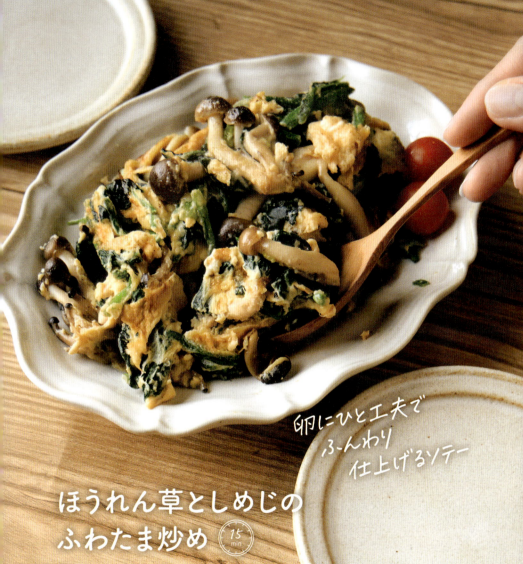

卵にひと工夫でふんわり仕上げるソテー

ほうれん草としめじのふわたま炒め
15 min

材料
- ほうれん草…1束
- しめじ…100g
- バター…10g
- しょうゆ…小さじ1
- 塩・こしょう…少々
- A
  - 卵…2個
  - マヨネーズ…大さじ1
  - 砂糖…小さじ1
  - コンソメ…小さじ1/2

作り方

1 ほうれん草はゆでて水気をしぼり5cmほどに切り、しめじはほぐす。〈A〉は混ぜ合わせておく。

2 フライパンにバターを溶かし、しめじを炒めてほうれん草を加える。

3 しょうゆ、塩・こしょうを加えて混ぜ、〈A〉を回し入れる。ふちが固まってきたら大きく混ぜて仕上げる。

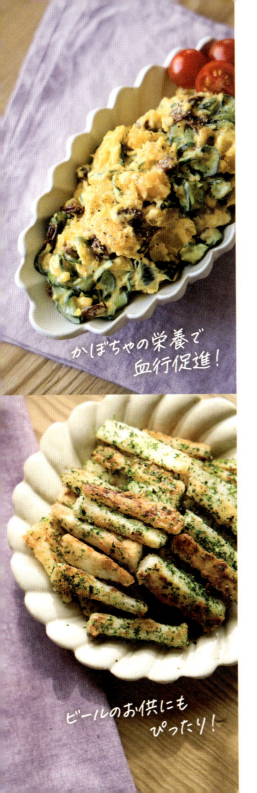

かぼちゃの栄養で血行促進！

ビールのお供にもぴったり！

かぼちゃサラダ

 15 min

材料
かぼちゃ…200g
きゅうり…1/2本
酒…小さじ2
塩…ふたつまみ

A ┃ レーズン…30g
  ┃ マヨネーズ…大さじ2
  ┃ コンソメ…小さじ1/2
  ┃ 塩・こしょう…少々

作り方
1 かぼちゃを2cm角に切り酒をふる。ラップをかけレンジで5分加熱したら粗熱をとる。
2 きゅうりは輪切りにして塩でもみ、10分置いたら水で洗って水気をしぼる。
3 かぼちゃ、きゅうり、〈A〉を和える。

のり塩バターの長芋スティック

 20 min

材料
長芋…200g
鶏ガラ…小さじ1
片栗粉…大さじ2
バター…15g
青のり…大さじ1
塩…ひとつまみ

作り方
1 長芋は皮をむきスティック状に切り、鶏ガラと片栗粉をまぶす。
2 フライパンにバターを溶かし、長芋の全面をこんがりと焼く。青のり、塩をふり入れてまぶす。

chapter 6

むくみや冷えを感じるとき　気になるむくみに

89

ナッツの食感と
香りが決め手の
ピリ辛ソース

ザクザクソースの
アボカドよだれ鶏 ⏱20min

材料［1人分］

鶏むね肉…1枚（300g）
アボカド…1個

下味　酒…大さじ1
　　　砂糖…小さじ1
　　　塩…ふたつまみ

食べるラー油…適量

A　砂糖、すりごま、しょうゆ…各大さじ1
　　ごま油…小さじ2
　　酢…小さじ1
　　おろししょうが、おろしにんにく、ラー油…各小さじ1/2
　　小ねぎ…10g
　　お好みのナッツ…20g

作り方

1　鶏むね肉の両面をフォークで刺し、耐熱皿に入れて〈下味〉をもみ込む。ナッツは砕いておく。

2　〈1〉の鶏むね肉にふんわりとラップをかけてレンジで5分30秒加熱したら、ひっくり返してそのまま放置し粗熱をとる。

3　鶏むね肉、アボカドをスライスして器に並べ、混ぜた〈A〉をかけ、食べるラー油をトッピングする。

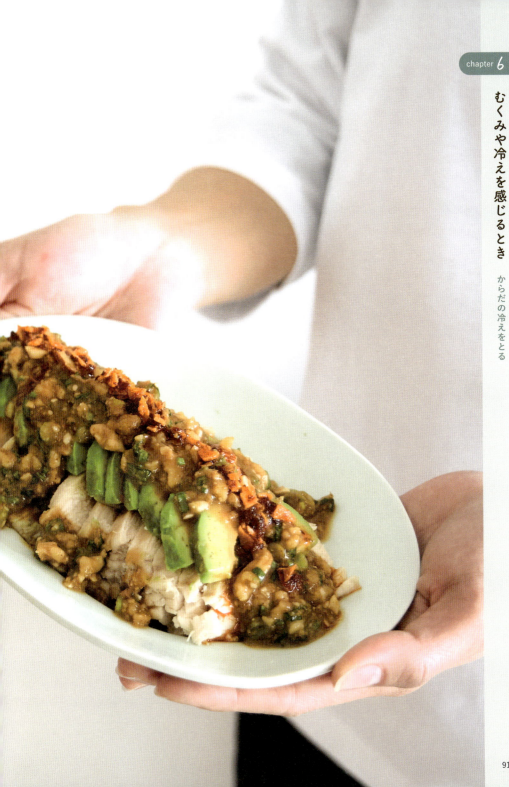

chapter 6

むくみや冷えを感じるとき　からだの冷えをとる

いわしの蒲焼き ⏱20min

材料
いわし(開いたもの)…4尾(約200g)
薄力粉、サラダ油…各大さじ1

A｜砂糖、酒、みりん、しょうゆ…各大さじ1

小ねぎ、白ごま…適量
山椒…適宜

作り方
1 いわしを水でさっと洗い水気を拭いて薄力粉をまぶす。

2 フライパンに油をひいて皮目を下にして焼く。焼き色がついたら、裏返して両面をこんがり焼き、余計な油を拭き取る。

3 〈A〉を加えて煮からめ、小ねぎ、白ごまをちらす。お好みで山椒をふっても。

血の流れをよくする
いわしを甘辛く焼いて

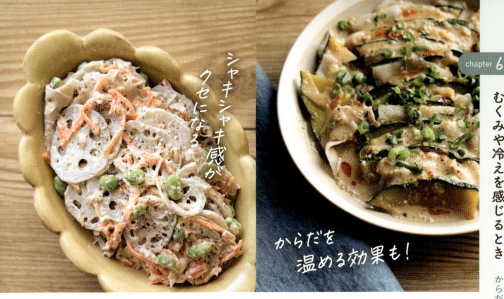

シャキシャキ感がクセになる

からだを温める効果も！

chapter 6

むくみや冷えを感じるとき
からだの冷えをとる

れんこんとツナのクリーミーマスタード和え
15 min

材料［1人分］
- れんこん…200g
- にんじん…1/3本（約50g）
- むき枝豆…50g
- ツナ缶（オイル漬）…1缶（70g）

A
- 牛乳、マヨネーズ…各大さじ2
- 粒マスタード…大さじ1
- 砂糖…小さじ2
- レモン汁…小さじ1
- おろしにんにく…小さじ1/2
- 塩…少々

黒こしょう…適宜

作り方
1. 薄切りにしたれんこん、千切りにしたにんじん、枝豆をレンジで5分ほど加熱し、れんこんがやわらかくなったら粗熱をとる。
2. 軽く油を切ったツナ缶と〈A〉を和え、お好みで黒こしょうをふる。

かぼちゃと豚バラのごまみそだれ
20 min

材料［1人分］
- かぼちゃ…200g
- 豚バラ…200g
- 酒…大さじ1
- 塩・こしょう…少々
- 小ねぎ…適量
- 黒こしょう、ラー油…適宜

A
- 砂糖…大さじ1
- すりごま、牛乳…各大さじ2
- マヨネーズ…大さじ1
- みそ、ポン酢しょうゆ、ごま油…各小さじ1

作り方
1. 薄切りにしたかぼちゃと5cm幅に切った豚バラを、耐熱皿に交互に少し重ねながら並べる。酒、塩・こしょうをふってラップをかけ、レンジで7分ほど加熱し火を通す。
2. 混ぜた〈A〉をかけ、小ねぎをちらす。黒こしょう、ラー油はお好みで。

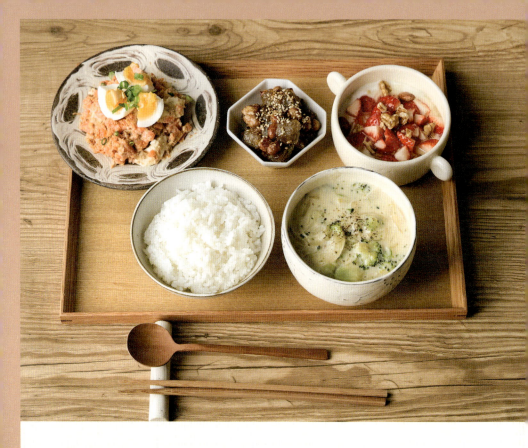

column 5

ととのい
ワンプレート

お肌や髪の荒れが気になるとき

悩める肌トラブルや髪のダメージに、おいしくセルフケア

お肌や髪のケアには、皮膚や髪に栄養を届けるたんぱく質と、皮膚や頭皮を健やかに保つビタミンが欠かせません。ホルモンバランスをととのえる効果が期待される大豆や、栄養バランスのいい卵は良質なたんぱく源。肌にいいとされるビタミンC、A、E、B群などは、頭皮の健康もサポートする栄養素です。また、便秘は吹き出物などの肌トラブルを起こす原因のひとつになるので、食物繊維や乳酸菌など、腸にいい食材もとるようにしましょう。

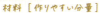 ビタミンAで肌のターンオーバーを活性化！

にんじんと卵の美容サラダ

 15 min

材料［作りやすい分量］
にんじん…1本（約150g）
酒…大さじ1
ゆで卵…2個
塩・こしょう、小ねぎ…適量
A｜かつお節…小袋2パック
　｜すりごま、マヨネーズ…大さじ2
　｜砂糖、めんつゆ…小さじ2

作り方
1　にんじんを1cm角に切り、酒をふってラップをかけてレンジで7分30秒加熱する。やわらかくなったら粗くつぶす。
2　〈1〉にゆで卵1個を入れて粗くつぶし、〈A〉を加えて全体を混ぜる。
3　塩・こしょうで味をととのえ、残りのゆで卵1個をトッピング。小ねぎをちらす。

ホルモンバランスをととのえ便秘も解消！

大豆とこんにゃくのしゃりしゃり揚げ

 15 min

材料
大豆（水煮）…1袋（90〜100g）
こんにゃく…1/2枚（約100g）
片栗粉…大さじ2
サラダ油…大さじ3
白ごま…適量
A｜砂糖、酒、みりん、しょうゆ…各大さじ1

作り方
1　こんにゃくはサイコロ状に切り、大豆と一緒にポリ袋に入れて片栗粉をまぶす。
2　サラダ油をひいたフライパンに〈1〉を入れ、具材を触らずに焼き固める。
3　全体がこんがりしたら余分な油を拭き取り、〈A〉をからめて白ごまをちらす。

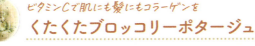 ビタミンCで肌にも髪にもコラーゲンを

くたくたブロッコリーポタージュ

20 min

材料
ブロッコリー…1/2株（約170g）
玉ねぎ…1/2個
オリーブ油…大さじ2
A｜酒…大さじ3
　｜コンソメ…小さじ2
　｜砂糖、しょうゆ…各小さじ1
　｜水…50ml
B｜牛乳…300ml
　｜バター…10g
塩・こしょう…少々
片栗粉、水…各大さじ1

作り方
1　ブロッコリーはざく切りに、玉ねぎは薄切りにする。
2　フライパンにオリーブ油を熱し〈1〉を炒める。玉ねぎが透明になったら〈A〉を加え、ふたをして中〜弱火で10分蒸し煮にし、粗くつぶす。
3　〈B〉を加えて温め、塩・こしょうで味をととのえたら、水溶き片栗粉でとろみをつける。

 代謝＆血行を促進するビタミンも豊富！乳酸菌で腸にも◎

いちごとナッツのハニーヨーグルト

 5 min

材料［1人分］
ヨーグルト…100g
いちご…4個
ナッツ（くるみ、アーモンド）…30g
はちみつ…小さじ2

作り方
ヨーグルトに切ったいちごとナッツをのせ、はちみつをかける。

chapter **7**

目の疲れや
首・肩のこりを
とりたいとき

◆ 目の健康を保つために
◆ 首や肩のこりをやわらげる

目の健康を保つには、ビタミンAを多くとることを心がけましょう。ビタミンAは、目の網膜にあるロドプシンという物質をつくるのに欠かせない栄養素です。緑黄色野菜に多く含まれるβカロテンも、体内でビタミンAとしてはたらきます。目の健康といえばおなじみの、ブルーベリーなどに含まれるアントシアニンには、視力回復の効果が期待されています。そのほか、ビタミンB1やリコピン、DHA、鮭などの赤い色素に含まれるアスタキサンチンなども、目にいいとされている栄養素です。また、首や肩のこりをほぐすには、血管にはたらくビタミンEや筋肉の健康を保つたんぱく質、ミネラルも普段からとるように意識しましょう。

目の疲れや
首・肩のこりをとりたいときに
おすすめの食材

ビタミンAがとれる

野菜のβカロテンは食べ方によって
吸収率が大きく変わります。
炒め物などで油と一緒に食べるのがおすすめ

うなぎ　小松菜　パプリカ　にんじん　トマト　…etc.

目にいい栄養が豊富

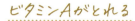

豚肉のビタミンB1、トマトのリコピンやビオチン、
さばのDHA、鮭のアスタキサンチンにも効果あり！

ブルーベリー　豚肉　トマト　さば　鮭　…etc.

血管にはたらく

わかめに含まれるマグネシウムや
ヨウ素などの豊富なミネラルは、
筋肉や神経のはたらきも助けます

パプリカ　にら　わかめ　ナッツ類　納豆　…etc.

筋肉の健康を保つ

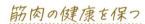

パイナップルのクエン酸は筋肉疲労も回復！
ごまなどに含まれるカルシウムには
筋肉の動きをよくする効果も

豚肉　まぐろ　うなぎ　わかめ　パイナップル　ごま　…etc.

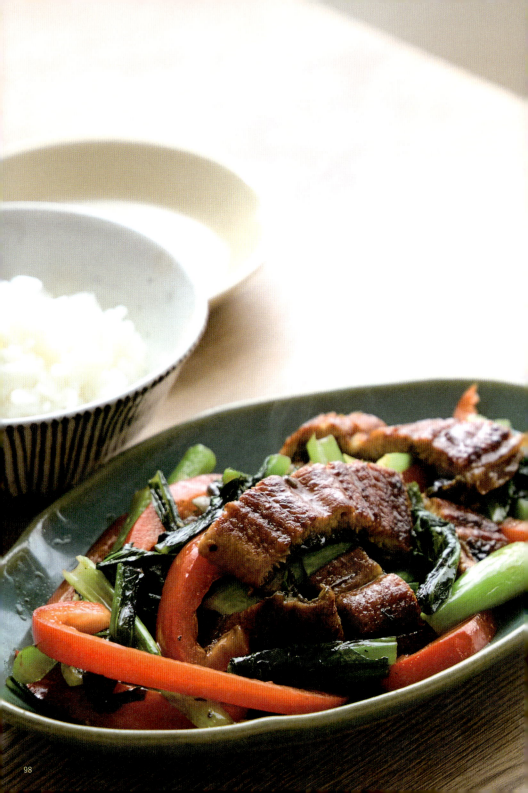

chapter 7 目の疲れや首・肩のこりをとりたいとき　目の健康を保つために

うなぎとパプリカで目にいい栄養がたっぷり

うなぎと小松菜の中華炒め

材料

うなぎの蒲焼き…1枚
小松菜…1/2束
赤パプリカ…1/2個
サラダ油…小さじ2
酒…大さじ1

A ｜ 砂糖…大さじ1
　 ｜ 鶏ガラ…小さじ1/2
　 ｜ オイスターソース…小さじ1

塩・こしょう…少々

作り方

1　赤パプリカは細切りに、小松菜は5cm幅に、うなぎは食べやすい大きさに切る。

2　油をひいたフライパンでパプリカと小松菜を炒める。しんなりしたらうなぎと酒を加え、ふたをして1分ほど蒸し焼きにする。

3　〈A〉をからめて塩・こしょうで味をととのえる。

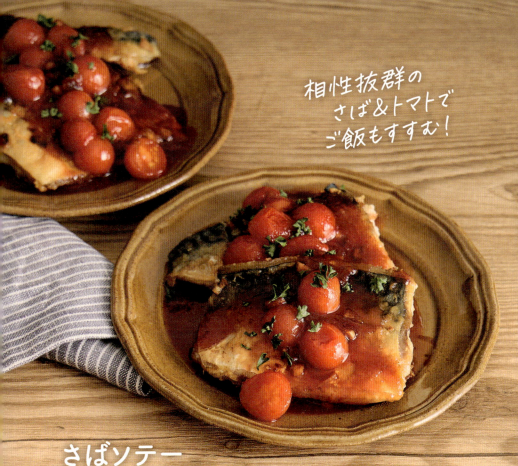

相性抜群の
さば&トマトで
ご飯もすすむ！

さばソテー ガリトマソース

15 min

材料

- さば(半身)…2枚
- 塩・こしょう…少々
- 薄力粉…大さじ2
- オリーブ油…大さじ1
- にんにく…1片

A
- ミニトマト…10個
- ケチャップ、酒…各大さじ2
- みりん…大さじ1
- 砂糖…小さじ2
- しょうゆ…小さじ1
- 鷹の爪…少々

パセリ…適量

作り方

1. さばは水気を拭いて半分に切り、塩・こしょう、薄力粉をまぶす。にんにくはみじん切りに、ミニトマトは半分に切る。
2. フライパンに油をひいてにんにくを入れ、さばの皮目を下にして焼く。こんがりしたらひっくり返し両面焼けたら器に盛る。
3. 〈2〉のフライパンに〈A〉を入れ、ひと煮立ちさせたらさばにかける。パセリをちらす。

鮭のホイル焼き

20 min

材料
- 生鮭…2切れ（約200g）
- サラダ油、塩・こしょう…少々
- A
  - にんじん…1/3本（約50g）
  - しめじ…1/3株（70g）
  - えのき…1/3株（70g）
  - バター…20g
- 小ねぎ…適量
- ポン酢しょうゆ…小さじ2
- レモン…適量

作り方

1 にんじんを千切りにする。しめじはほぐし、えのきは半分に切ってほぐす。

2 アルミホイルを30cmほど広げ、中央にサラダ油をぬる（千切りのにんじん数本を束にして使うとぬりやすい！）。生鮭1切れの皮目を下にして置き、塩・こしょうをふる。もう1切れの生鮭も同じようにする。

3 〈A〉を半分ずつに分け、生鮭の両脇ににんじん、上にしめじ、えのき、バターをそれぞれのせ、アルミホイルをキャンディー包みにする。

4 フライパンに2つ並べてふたをし、中火で4分、弱火にして7〜9分ほど蒸し焼きにする。

5 火が通ったら小ねぎをちらし、ポン酢しょうゆをかけてレモンを添える。

chapter 7

目の疲れや首・肩のこりをとりたいとき

目の健康を保つために

疲れ目にも効く
鮭をさっぱり味に
仕上げて

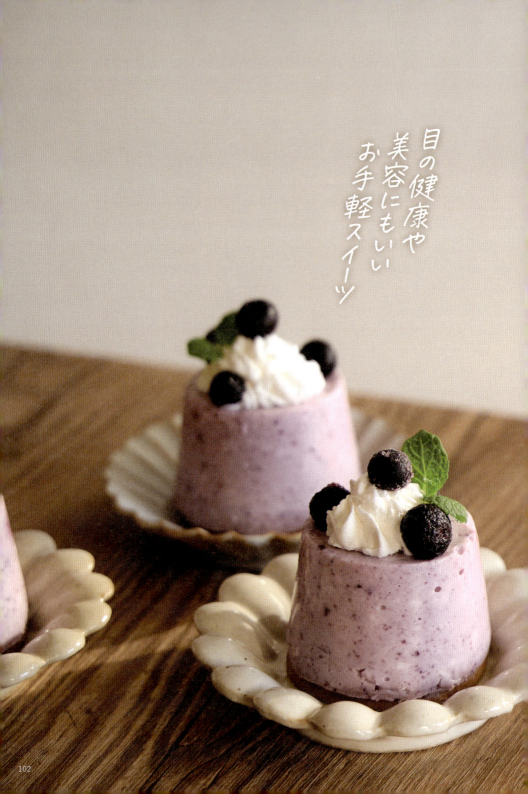

目の健康や美容にもいいお手軽スイーツ

chapter **7**

目の疲れや首・肩のこりをとりたいとき

目の健康を保つために

ブルーベリー
レアチーズケーキ

10 min

※冷やし固める
時間を除く

材料[3個分]
カップヨーグルト…3個(70g×3、『牧場の朝』使用)
クリームチーズ…6個(16g×6)
ブルーベリージャム…大さじ3
ビスケット(ヨーグルトのカップサイズに合うもの)…3枚
ゼラチン…5g
水…大さじ2
ブルーベリー(冷凍)、ホイップクリーム…お好みの量
ミント…適宜

作り方

1　ゼラチンと水を混ぜ、レンジで30秒加熱し溶かしておく。

2　ボウルでクリームチーズを練り混ぜ、ヨーグルト、ブルー
　　ベリージャム、〈1〉を加えてさらに混ぜ合わせる。

3　〈2〉をヨーグルトカップに戻し入れ、ビスケットをのせて
　　ラップをかけ、冷蔵庫で2時間以上冷やし固める。

4　カップから出し、ホイップクリーム、ブルーベリーをトッピ
　　ング。お好みでミントをのせる。

103

かんたん酢豚風 25min

材料

赤パプリカ…1/2個
玉ねぎ…1/2個
にんじん…1/3本（約50g）
豚こま肉…200g
サラダ油…大さじ3

下味
片栗粉…大さじ2
砂糖、しょうゆ、ごま油…各小さじ1
酒…小さじ2

A
片栗粉…大さじ1
砂糖、しょうゆ…各大さじ2
酢…大さじ1と1/2
酒、みりん、ケチャップ…各大さじ1
水…50ml

作り方

1 赤パプリカは一口大に、玉ねぎはくし切りに、にんじんは乱切りにし、レンジで3分ほど加熱する。

2 豚こま肉に〈下味〉をもみ込んで一口大に丸め、油を熱したフライパンで揚げ焼きにする。

3 豚こま肉をひっくり返したら〈1〉の野菜をすべて加えて炒める。

4 具材に火が通ったら、混ぜた〈A〉を加えて全体にからめるように合わせる。混ぜながら加熱し、とろみをつける。

甘酢あんが食欲そそる！
豚こまで作る本格風

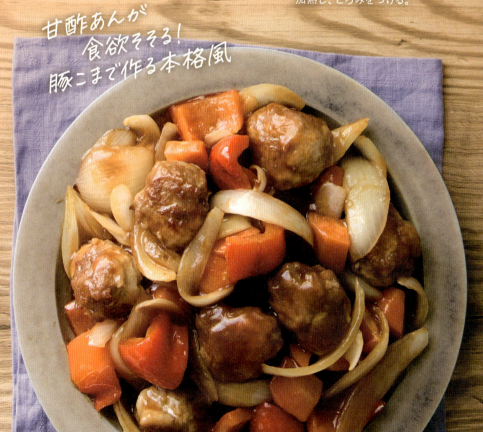

ごま漬けまぐろ

10 min ※漬ける時間を除く

材料
まぐろ(刺身)…200g

漬けダレ
- みりん…大さじ2
- 酒…大さじ1
- しょうゆ…大さじ1と1/2
- すりごま…大さじ2

大葉…4枚
もみのり、きざみのり…適量
わさび…適宜

作り方
1. 〈漬けダレ〉の酒とみりんをレンジで1分ほど加熱しアルコールを飛ばしてから、しょうゆ、すりごまを混ぜる。
2. 〈1〉の粗熱がとれたらまぐろを合わせる。ラップを食材の表面にくっつけるようにぴったりとかけ、冷蔵庫で30分〜1時間ほど漬ける。
3. 千切りにした大葉、のりをのせ、お好みでわさびを添える。

chapter 7

目の疲れや首・肩のこりをとりたいとき

首や肩のこりをやわらげる

肩のこりに良質なたんぱく質とすりごまを

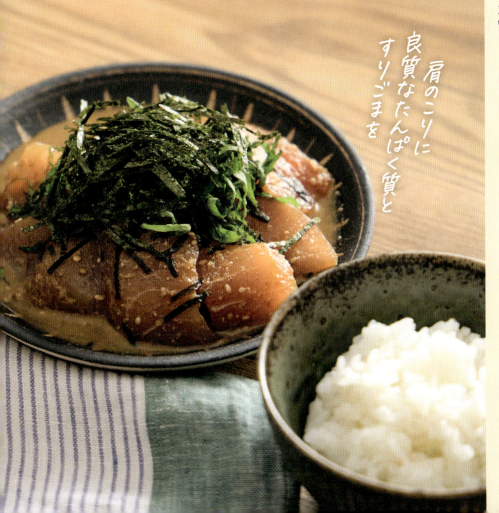

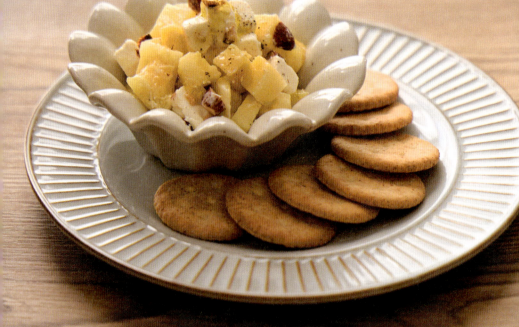

パインのクエン酸は
疲れをとる効果も！

パイナップルの
クリームチーズ和え

5 min

材料

カットパイン…100～130g
クリームチーズ…3個(16g×3)

A　アーモンド…15g
　　オリーブ油…小さじ2
　　塩…ひとつまみ
　　黒こしょう…適量

クラッカーやバゲットなど…適宜

作り方

1　パインとクリームチーズを1cm角に切り、アーモンドはきざんでおく。

2　〈1〉に〈A〉を混ぜ合わせるように和える。お好みでクラッカーやバゲットを添える。

chapter 7

目の疲れや首・肩のこりをとりたいとき

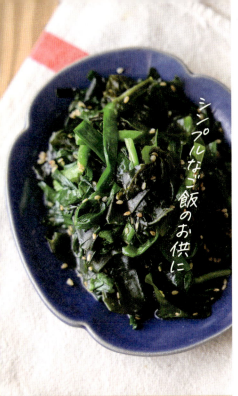

シンプルなご飯のお供に

にらわかめナムル

5 min

材料
にら…1束
わかめ（乾燥）…5g
ごま油…小さじ2

A ｜ 白ごま…大さじ1
　｜ 砂糖…小さじ1
　｜ 鶏ガラ、おろしにんにく…小さじ1/2
　｜ 塩・こしょう…少々

作り方
1　にらはザク切り、わかめは水で戻してごま油でサッと炒める。
2　〈A〉を加えて炒める。

首や肩のこりをやわらげる

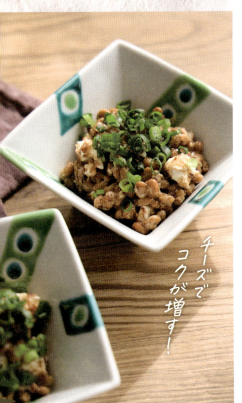

チーズでコクが増す！

納豆とクリームチーズのごまおかか和え

5 min

材料
クリームチーズ…2個（16g×2）
納豆…2パック

A ｜ かつお節…小袋2パック
　｜ すりごま…大さじ1
　｜ 砂糖、ごま油…小さじ1
　｜ 納豆付属のたれ…2袋

小ねぎ…適量

作り方
1　クリームチーズは1cm角に切る。
2　納豆と〈A〉を混ぜ合わせてクリームチーズと和え、小ねぎをちらす。

chapter 8

生理や貧血で
つらいとき

◆生理にまつわる不調に
◆貧血気味に感じたら

生理前の不調には、ホルモンバランスをととのえる栄養をとりましょう。
女性ホルモンと似たはたらきをするイソフラボンや、ホルモン分泌を促
進させるカリウムやマグネシウムなどのミネラルが有効とされていま
す。生理中の症状には、血行をよくしたり体を温める食事を心がけましょ
う。月経痛には EPA に効果が期待されています。また、貧血気味だと
感じるときには、しっかりと鉄分の補給を。鉄分には動物性と植物性が
あり、動物性のほうが吸収率は高いですが、バランスよくどちらもとる
のが理想的。緑茶や紅茶、コーヒーに含まれるタンニンは鉄の吸収をさ
またげるので、食事と一緒に飲むことは避けたほうがいいでしょう。

生理や貧血で
つらいときに
おすすめの食材

 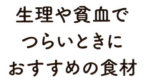

生理前の不調に

大豆製品のイソフラボン、さつまいもやナッツ類のミネラルで
ホルモンバランスをととのえ、果物のカリウムでむくみ対策も

豆乳　きな粉　豆腐　バナナ
キウイ　さつまいも　ナッツ類　チーズ　…etc.

生理中の症状に

さばや鮭のEPAで症状をやわらげて。
海藻類のマグネシウムは、
カルシウムが増えすぎることによる子宮の収縮を解消します

ココア　さば　鮭　しょうが
レバー　牛肉　アボカド　海藻類　…etc.

鉄分の補給に

血液の成分、ヘモグロビンの材料となる鉄分。
あさりには鉄のほかに赤血球の生成に
不可欠なビタミンB12も豊富です

レバー　牛肉　あさり　ひじき　ほうれん草　にら　…etc.

鉄分の吸収UP

ビタミンCは鉄分の吸収率を上げ、ヘモグロビンの生成も促進します。
ブロッコリーには赤血球の生成に必要な葉酸も

ブロッコリー　じゃがいも　にら　キウイ　…etc.

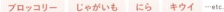

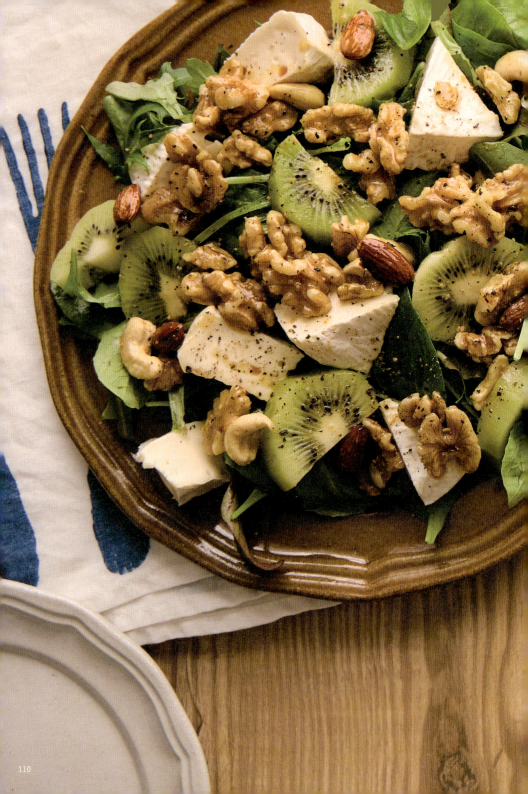

chapter 8

生理や貧血でつらいとき 生理にまつわる不調に

気分も落ち着く
食材で
からだの不調を
ととのえる

キウイとカマンベールの
ハニーナッツサラダ 10 min

材料

カマンベールチーズ…1個（90g）
グリーンキウイ…1個
ベビーリーフ…1袋（約50g）

A｜ミックスナッツ…50g
　｜オリーブ油、はちみつ…大さじ1
　｜コンソメ…小さじ1/2
　｜レモン汁、しょうゆ…小さじ1

ミニトマト…3個
黒こしょう…少々

作り方

1　カマンベールチーズは8等分、キウイ
　は一口大に切り、ベビーリーフの上に
　盛り付ける。

2　〈A〉を混ぜてかける。ミニトマトをち
　らし、黒こしょうをふる。

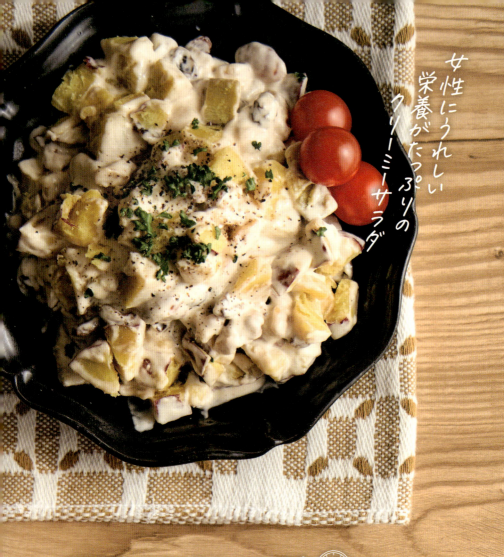

女性にうれしい栄養がたっぷりのクリーミーサラダ

さつまいもデリサラダ ⏱15min

材料

さつまいも…中1本(250g)

A
- クリームチーズ…60g
- ミックスナッツ…50g
- レーズン…30g
- 牛乳、マヨネーズ…各大さじ2
- コンソメ…小さじ1/2

塩・こしょう…少々

作り方

1. さつまいもは洗って皮付きのまま2cm角に切り、サッと洗いアクを抜く。軽く水気を切りラップをかけて、レンジで6分ほど、やわらかくなるまで加熱する。

2. さつまいもの粗熱がとれたら、〈A〉を加えて和え、塩・こしょうで味をととのえる。

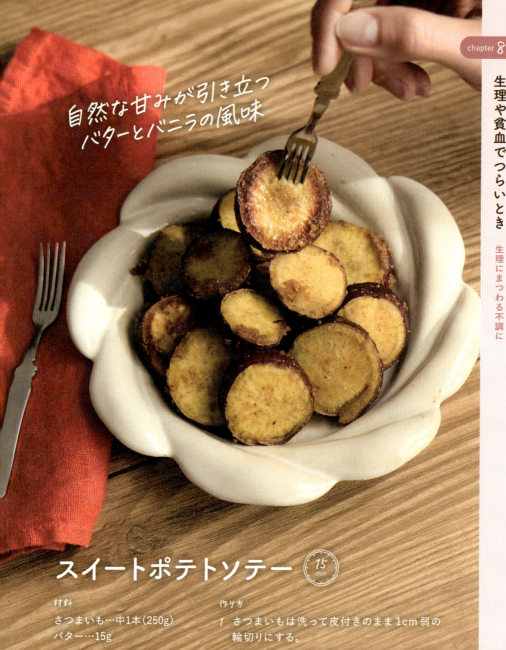

自然な甘みが引き立つ
バターとバニラの風味

chapter 8

生理や貧血でつらいとき
生理にまつわる不調に

スイートポテトソテー
⏱ 15 min

材料
さつまいも…中1本(250g)
バター…15g

A | 砂糖…大さじ1
　 | バニラエッセンス…10滴

作り方
1 さつまいもは洗って皮付きのまま1cm弱の輪切りにする。

2 フライパンにバターを入れ、さつまいもを並べて中火にかけ、両面をこんがり焼く。

3 さつまいもに火が通ったら〈A〉を加えてからめる。

113

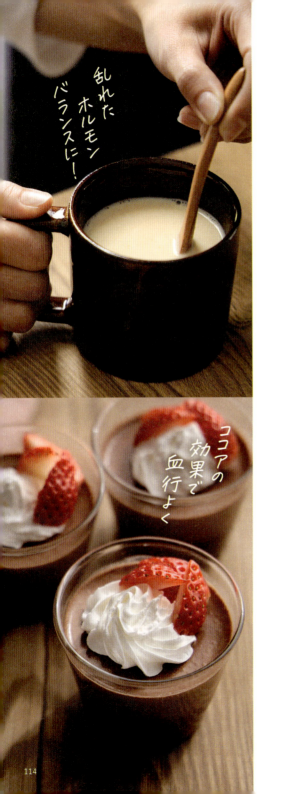

ホットソイ きな粉ミルク

5 min

材料 [1人分]

牛乳…200ml
きな粉…大さじ1
はちみつ…小さじ2

作り方

きな粉にはちみつと牛乳を加えて混ぜる。レンジで1分〜1分30秒加熱し、よく混ぜる。加熱せずにそのままアイスでも。

チョコプリン

5 min
※冷やし固める時間を除く

材料

牛乳…200ml
生クリーム…100ml
ゼラチン…5g
砂糖…大さじ4
ココアパウダー…大さじ2
ホイップクリーム、いちごなど…適宜

作り方

1 ココアパウダーと砂糖を合わせ、牛乳と生クリームを少しずつ加えて混ぜる。ゼラチンを入れてレンジで1分30秒加熱し、よく溶かし混ぜる。

2 漉しながら器に注ぎ、冷蔵庫で2〜3時間冷やし固める。

3 ホイップクリームやいちごなどのフルーツをお好みでトッピング。

chapter 8

生理や貧血でつらいとき
生理にまつわる不調に

しっかり味で
ご飯にも合う
おかずサラダ

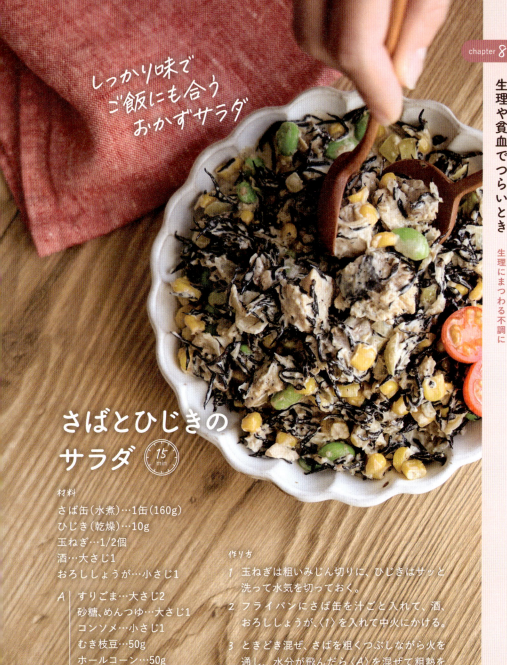

さばとひじきのサラダ
⏱ 15min

材料
- さば缶（水煮）…1缶（160g）
- ひじき（乾燥）…10g
- 玉ねぎ…1/2個
- 酒…大さじ1
- おろししょうが…小さじ1
- A
  - すりごま…大さじ2
  - 砂糖、めんつゆ…大さじ1
  - コンソメ…小さじ1
  - むき枝豆…50g
  - ホールコーン…50g
- マヨネーズ…大さじ2
- ごま油…小さじ1
- 塩・こしょう…少々

作り方
1. 玉ねぎは粗いみじん切りに、ひじきはサッと洗って水気を切っておく。
2. フライパンにさば缶を汁ごと入れて、酒、おろししょうが、〈1〉を入れて中火にかける。
3. ときどき混ぜ、さばを粗くつぶしながら火を通し、水分が飛んだら〈A〉を混ぜて粗熱をとる。
4. マヨネーズ、ごま油を加えて混ぜ、塩・こしょうで味をととのえる。

アボカドサーモンナムルののり巻き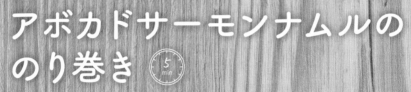

材料

アボカド…1個
サーモン(刺身)…100g

A│白ごま…小さじ2
　│鶏ガラ…小さじ1/2
　│砂糖、ごま油…小さじ1
　│しょうゆ…小さじ2
　│わさび…適宜

焼きのり…1枚

作り方

1　粗くつぶしたアボカドと、細切りにしたサーモンに〈A〉を混ぜ合わせる。

2　焼きのりを8等分にし、包みながら食べる。

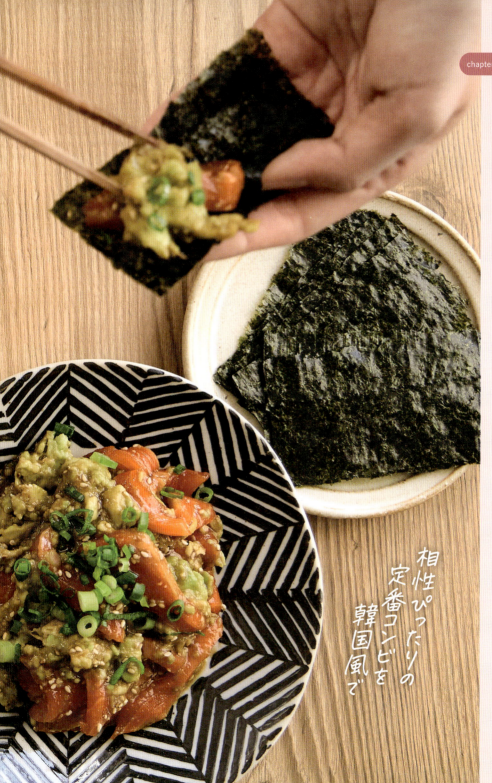

chapter 8

生理や貧血でつらいとき 生理にまつわる不調に

相性ぴったりの定番コンビを韓国風で

レモンバターソースの
サイコロステーキ 15 min

材料

牛もも肉…200g
ブロッコリー…1/2株（約170g）
塩、黒こしょう…少々
サラダ油（牛脂でも）…大さじ1
酒…大さじ2

A │ バター…15g
　 │ 砂糖、レモン汁…各小さじ2
　 │ しょうゆ…小さじ1
　 │ 塩・こしょう…少々

作り方

1 牛もも肉は2cmほどの角切りにし、塩、黒こしょうをふる。ブロッコリーは小房に分け、レンジで1分30秒加熱しておく。

2 油をひいたフライパンを熱し、牛もも肉を並べる。1分ほど焼いたらひっくり返しさらに1分焼く。

3 酒を入れて、牛もも肉に火が通るよう混ぜながら焼く。

4 ブロッコリー、〈A〉を加えて全体にからめる。

さわやかソースで
鉄分をしっかり補給

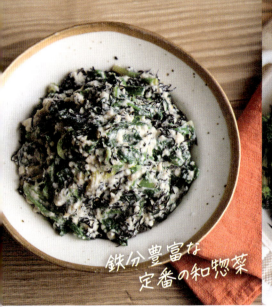

鉄分豊富な定番の和惣菜

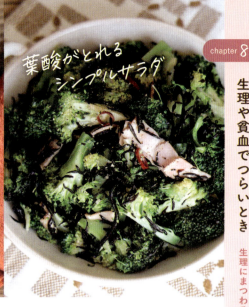

葉酸がとれるシンプルサラダ

chapter 8 生理や貧血でつらいとき

生理にまつわる不調に／貧血気味に感じたら

ひじきとほうれん草の白和え

10 min

材料
ひじき(乾燥)…10g
ほうれん草…1束

A　絹ごし豆腐…150g
　　砂糖…大さじ1
　　すりごま、めんつゆ…大さじ2

塩・こしょう…適量

作り方
1. ひじきは水で戻して水気を切り、ラップをかけてレンジで1分30秒加熱する。
2. ほうれん草はゆでて水にさらし、水気をしぼって3cm幅に切る。
3. ひじきとほうれん草を合わせ、〈A〉で和えたら塩・こしょうで味をととのえる。

ひじきとブロッコリーのペペロンサラダ

10 min

材料
ブロッコリー…1株(約350g)
ベーコン…2枚
ひじき(乾燥)…10g

A　オリーブ油…大さじ1
　　砂糖、コンソメ、
　　おろしにんにく…各小さじ1
　　輪切り赤唐辛子…少々

塩・こしょう…適量

作り方
1. ブロッコリーは小さめに切り、ベーコンは短冊切りに、ひじきは水で戻して水気を切っておく。
2. 耐熱容器で〈1〉と〈A〉を混ぜ合わせ、ふんわりラップをかけレンジで4分加熱する。
3. 全体をよく混ぜ、塩・こしょうで味をととのえる。

119

甘辛ハマる
レバにら炒め

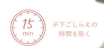 ※下ごしらえの時間を除く

材料

鶏レバー…200g
牛乳…50ml
片栗粉…大さじ2

| 下味 | 砂糖、酒、しょうゆ、おろしにんにく、おろししょうが…各小さじ1 |

ごま油…大さじ2
もやし…1袋
にら…1束

| A | 砂糖、みりん…各大さじ2
しょうゆ、オイスターソース…各大さじ1
鶏ガラ…小さじ1 |

白ごま…適宜

作り方

1 レバーを流水にさらして洗い、牛乳に30分〜一晩漬けて臭みをとる。にらは5cm幅に切る。
2 レバーの牛乳を洗い流し、食べやすい大きさに切ったら、〈下味〉をもみ込んで片栗粉をまぶす。
3 フライパンでごま油を熱し、レバーを揚げ焼きにして取り出す。
4 同じフライパンでにらともやしを炒める。レバーをフライパンに戻し入れ、〈A〉を加え炒め合わせる。お好みで白ごまをふる。

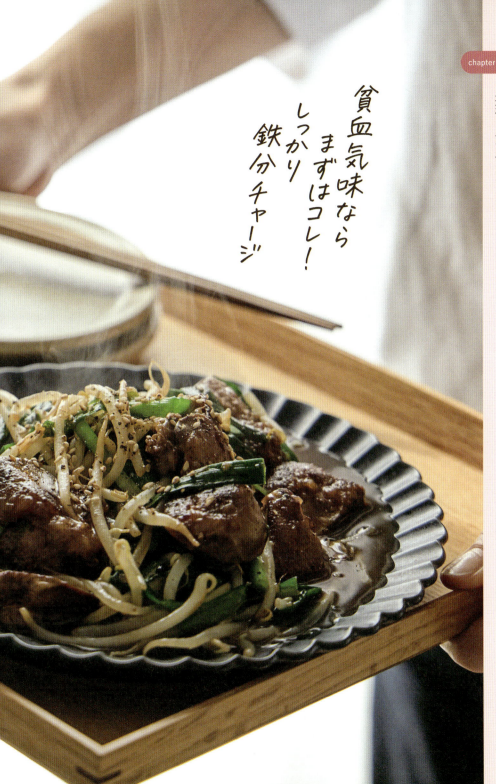

chapter 8

生理や貧血でつらいとき

貧血気味に感じたら

貧血気味なら
まずはコレ！
しっかり
鉄分チャージ

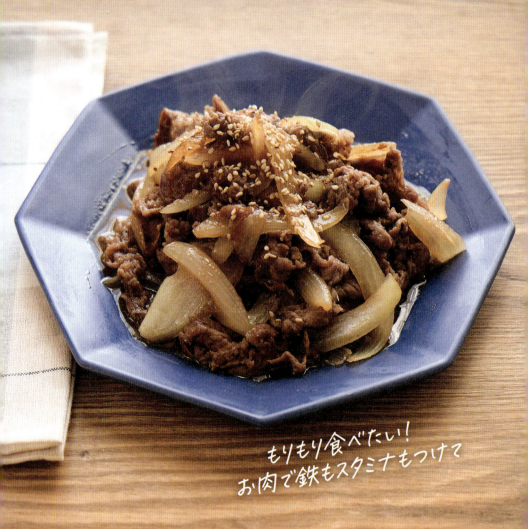

もりもり食べたい！
お肉で鉄もスタミナもつけて

牛肉と玉ねぎの甘辛炒め

材料
牛薄切り肉…200g
玉ねぎ…1/2個
サラダ油…小さじ2

A │ 砂糖…大さじ1と1/2
  │ 酒、みりん、しょうゆ…各大さじ1
  │ おろしにんにく、
  │ おろししょうが…各小さじ1/2

白ごま…適宜

作り方

1 油をひいたフライパンで、くし切りにした玉ねぎを炒め、透き通ってきたら牛肉を加えてさらに炒める。

2 肉の色が変わったら〈A〉を入れ、汁気がほぼなくなるまで炒め煮にする。お好みで白ごまをふる。

ソイクラムチャウダー

15 min

chapter 8

生理や貧血でつらいとき

貧血気味に感じたら

材料
- じゃがいも…1個
- 玉ねぎ…1/2個
- にんじん…1/2本（約70g）
- あさり缶…小1缶（125g）
- バター…10g
- 薄力粉…大さじ1と1/2
- A｜コンソメ、砂糖、しょうゆ…各小さじ1
   　塩・こしょう…少々
   　水…200ml
- 豆乳…200ml
- 粉チーズ…大さじ1
- パセリ…適宜

作り方
1. じゃがいも、玉ねぎ、にんじんは1.5cmほどの角切りにする。
2. フライパンにバターを入れ、〈1〉を炒める。玉ねぎが透き通ったら薄力粉を混ぜ、粉気がなくなったらあさり（汁ごと）と〈A〉を加え沸騰させ、ふたをして中～弱火で5分ほど煮る。
3. 豆乳、粉チーズを加えて温め、塩・こしょうで味をととのえる。お好みでパセリをちらす。

貧血予防にも効く あさりを 豆乳仕立てでどうぞ

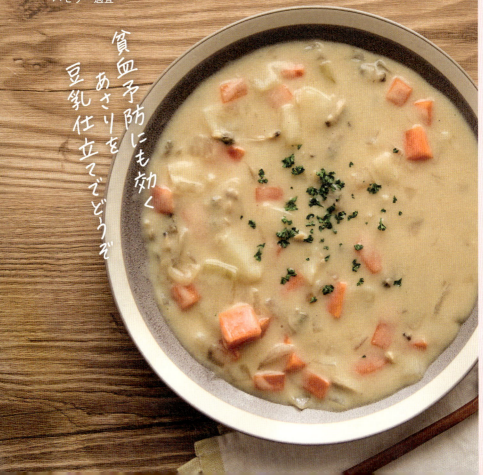

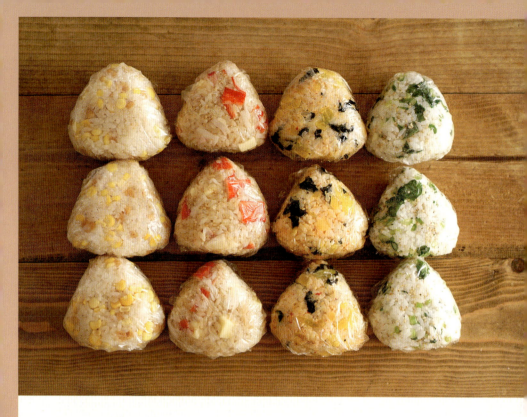

column 6

忙しいときの
お助け
レシピ

冷凍して貯食できる！
ごちそうおにぎり②

カラフルな見た目も楽しく、食べごたえもばっちり！
変わり種の具材もやみつきになる、個性派おにぎり

作り方
300gのご飯に材料を
すべて混ぜたら、
3等分にし
ラップでにぎる。

冷凍保存方法
粗熱がとれたら
ラップで包んだまま
保存袋に入れて
冷凍庫へ。

解凍方法
凍ったままの
おにぎりをレンジで加熱。

加熱時間の目安
1個＝2分～2分30秒
2個＝3～4分

途中で上下を返すと加熱ムラが防げます。
お好みで焼きのりを巻いてどうぞ！

焼もろこし風おにぎり

材料
ホールor冷凍コーン…100g
天かす…大さじ3
めんつゆ…大さじ2
砂糖…小さじ1
塩、黒こしょう…各少々

ひとことメモ
超かんたんな
包丁いらず！

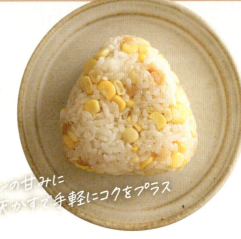

コーンの甘みに
天かすで手軽にコクをプラス

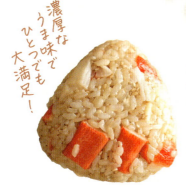

濃厚なうま味でひとつでも大満足！

かにチーおにぎり

材料
かにかま…6本(約70g)
プロセスチーズ…3個(約45g)
バター…10g
白ごま…大さじ1
しょうゆ…小さじ2

ひとことメモ
かにかまは3等分
に切って、チーズは
5mmの角切りに。

韓国風キムタクおにぎり

材料
たくあん、キムチ…各70g
韓国のり…2パック
白ごま、マヨネーズ…各大さじ1
鶏ガラ、ごま油…各小さじ1
こしょう…少々

ひとことメモ
たくあんとキムチは
細かくきざんで、韓
国のりは1cmほど
にちぎって。

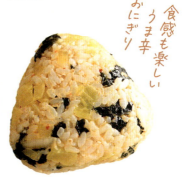

食感も楽しいうま辛おにぎり

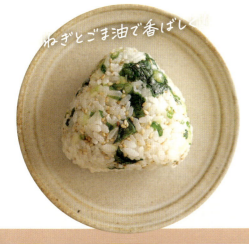

ねぎとごま油で香ばし

ねぎ塩おにぎり

材料
小ねぎ(長ねぎでもOK)…30g
大葉…3枚
白ごま…大さじ2
鶏ガラ…小さじ1
ごま油…小さじ2
塩…ひとつまみ
おろしにんにく、黒こしょう…各少々

ひとことメモ
小ねぎは小口切
り、長ねぎの場
合はみじん切り
に、大葉は細か
くちぎって。

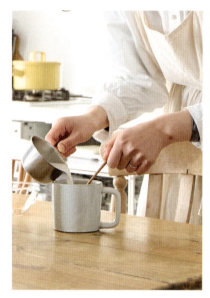
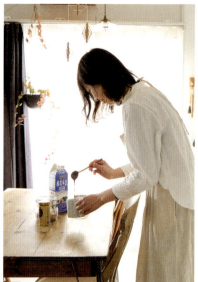

おわりに

「家族の健康のために、栄養たっぷりでからだにやさしいごはんが作りたくて。でも毎日のことだから、続けられるようにかんたんで、そして、おいしいと喜んでもらえるレシピが知りたい…!」

—— こんなリクエストをよくいただきます。
この本に収録した、かんたんでおいしくて、心身の不調がととのう栄養たっぷりのレシピは、自分のためにはもちろん、誰かに作ってあげるときにも喜んでもらえるようにと考えました。(お助けレシピ!)。
この本を手に取って、「まさに、こんなレシピが欲しかった!」と思っていただけたのならとてもうれしいです。作った私自身が言うのもなんですが、心の底から大共感!
私は、冷蔵庫にある食材やお買い得食材からその日の献立を考えることもありますが、自分や食べる人のそのときの体調、普段の健康を意識することも多いです。どんな些細なことでも、日々の積み重ねがこの先の元気にもつながっていくと思うから。(もちろん、食べたいものを欲望のままに作ることもありますが! 笑)

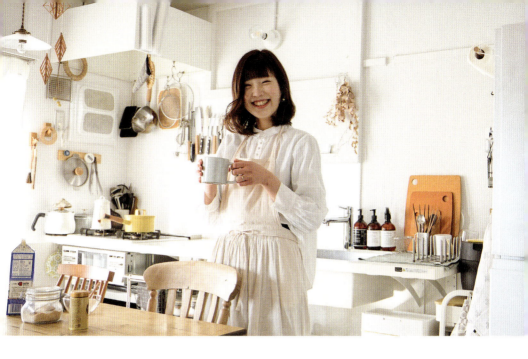

「そういえば、今朝だるそうにしていたなぁ」「食欲ない言うてたわぁ」「最近忙しくてお疲れ気味やし」…etc. 誰かにごはんを作るときは、相手のことを考え、元気になってほしいという思いも込めています。そして、食べてくれた相手の「おいしい！」とほころんだ顔を見られるのは、作った人の特権ですよね。

前書きにも書いたことですが、生きることと切っても切り離せないのが食べること。料理を作る人は、それを食べる自分や家族の健康を、さらには生命をにぎっているといっても過言ではないくらい。…ほんまに責任重大です…！

「くぅ…この手に命がかかっているのか…！」と思うと震えが止まらないのですが（錯覚!?）、なにも難しいことではありません。毎日のことだからこそ、気負わず肩の力を抜いて、楽しく作れるように。それほど手間をかけなくたって、栄養を考えて作られたごはんにはその分心が込もっていますし、食べた人の心身をととのえ、健康を支える力が山盛り（マシマシ！）です。

自分のために、家族や大切な人のために。みなさんの作るごはんが、明日へのパワーや元気のもとになりますように。願いを込めて。

倉嶋里菜

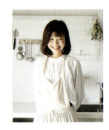

倉嶋里菜（くらしま りな）

料理研究家・管理栄養士。大妻女子大学管理栄養士専攻を主席で卒業後、管理栄養士資格を取得。現在、料理研究家として活躍中。「冷蔵庫にあるもので作る、喜ばれる＆褒められレシピ。そして簡単節約ごはん」がモットー。Instagramのフォロワーを47万人以上もつ人気料理家。著書に『管理栄養士rinaのもりもり食べても太らないおかず』（KADOKAWA）、『ズルいほど簡単 ほめられおかず』（ワン・パブリッシング）などがある。

Instagram
rina_kitchen

撮影	佐々木美果
スタイリング	倉嶋里菜
デザイン	リボ真佑（TAGGY DESIGN）
構成・編集	近江聖香（Plan Link）
企画・進行	廣瀬祐志（辰巳出版）

ちょっと具合のよくないときのごはん

からだと心がととのう がんばらないセルフケア

2025年3月25日　初版第1刷発行
2025年6月1日　初版第2刷発行

編著　　倉嶋里菜
発行人　廣瀬和二
発行所　株式会社 日東書院本社
〒113-0033 東京都文京区本郷1丁目33番13号 春日町ビル5F
TEL 03-5931-5930（代表）
FAX 03-6386-3087（販売部）
URL http://www.TG-NET.co.jp/

印刷所　三共グラフィック株式会社
製本所　株式会社セイコーバインダリー

本書の内容に関するお問い合わせは、
お問い合わせフォーム（info@TG-NET.co.jp）にて承ります。
電話によるご連絡はお受けしておりません。

定価はカバーに表示してあります。

万一にも落丁、乱丁のある場合は、送料小社負担にてお取り替えいたします。
小社販売部までご連絡下さい。

本書の一部、または全部を無断で複写、複製する事は、
著作権法上での例外を除き、著作者、出版社の権利侵害となります。

©RINA KURASHIMA, NITTO SHOIN HONSHA CO.,LTD. 2025
Printed in Japan
ISBN978-4-528-02479-3